牙齿成长记

儿童口腔健康与颜值提升

主编　陆文婷　房　兵　侯黎莉

辽宁科学技术出版社
上海科学普及出版社

主编寄语

亲爱的家长和小朋友们：

你们好！

翻开这本书时，您是否也曾有疑问：为什么孩子的牙齿越长越不整齐？为什么“地包天”会影响颜值？如何戒掉吃手指（吮指）的习惯？这些看似细小的问题，背后藏着影响孩子健康与笑容的大学问。作为长期奋战在口腔临床一线的医务工作者，我们在日常诊疗和互联网医院咨询中，见证了太多家长因缺乏医学知识而错失最佳干预时机，也目睹了许多孩子因牙齿问题失去自信的笑容。正是这些真实的困惑与需求，促使我们编写了这本《牙齿成长记：儿童口腔健康与颜值提升》。

为什么编写这本书？

在临床工作中，我们发现许多家长对孩子口腔问题存在误区：有的认为“乳牙坏了不用管”，有的认为“牙齿不齐等换完牙再说”。而互联网医院的海量咨询更让我们意识到，家长们亟须一本既能解答常见问题，又能提供科学指导的实用手册。为此，我们系统梳理了上千例临床案例，将复杂的医学知识转化为通俗易懂的语言，并融入趣味漫画和互动工具，让护牙不再枯燥。

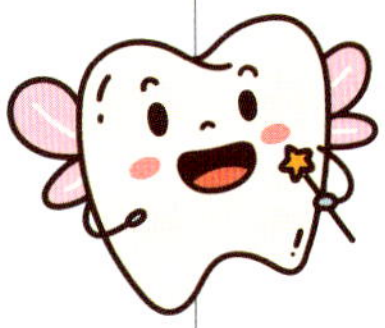

这本书里有什么？

全书分为3个部分：

1. 儿童常见口腔问题解析：从“地包天”的成因到吮指习惯的危害，图文并

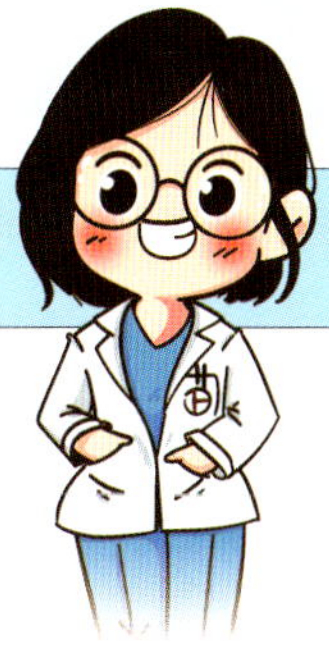

茂，带领孩子探索牙齿的秘密。

2. 替牙期关键指导：针对门牙缝隙、乳牙早失、舌位异常等问题，提供早期干预方案，避免小问题酿成大麻烦。

3. 健康习惯养成指南：破除口呼吸、偏侧咀嚼等不良习惯，详解正畸治疗全流程，从矫治器选择到保持器佩戴，为家长和孩子扫清疑虑。

这本书能带来什么?

我们希望通过这本书，让您掌握“早发现、早干预”的科学理念，帮助孩子从小建立正确的口腔习惯，预防蛀牙、牙齿畸形等问题。更重要的是，一口整齐、健康的牙齿不仅能提升颜值，更能让孩子在成长中自信绽放笑容——这是比任何外貌修饰都珍贵的礼物。

最后，愿我们共同守护孩子的笑容。

每一颗牙齿都是孩子成长的见证者，每一次微笑都是未来的启明星。愿这本书成为您和孩子护牙路上的“小灯塔”，用科学知识照亮健康之路，用爱与坚持浇灌自信之花。让我们携手，从今天起认真刷牙、定期检查，让每个孩子都能拥有灿烂的笑容！

祝阅读愉快，笑口常开！

陆文婷　房兵　侯黎莉

2025年4月

编委名单

主　编

陆文婷　房　兵　侯黎莉

主编秘书

秦　睿

编　委

陈淑怡　陆婕蓉　金玉清　夏伦果　赵　宁　潘晓岗

以上均来自上海交通大学医学院附属第九人民医院

主编简介

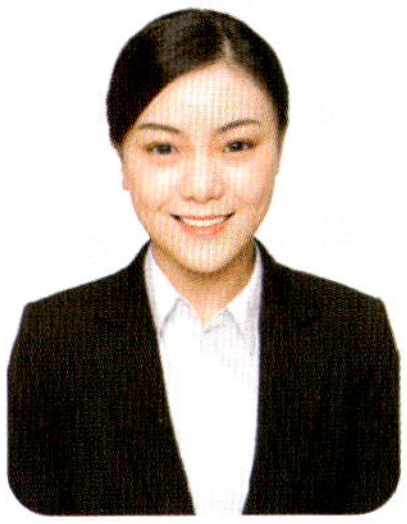

陆文婷

本科学历，硕士研究生在读，主管护师

- 上海交通大学医学院附属第九人民医院口腔正畸科护士长
- 中国整形美容协会护理分会理事
- 中国老年学和老年医学学会转化医学分会委员
- 上海市口腔医学会口腔护理专业委员会青年委员
- 上海市知识产权工作者
- 上海市护理学会委员
- 上海交通大学医学院附属第九人民医院口腔专业委员会委员、整复外科护理专业委员会委员、信息专业委员会委员

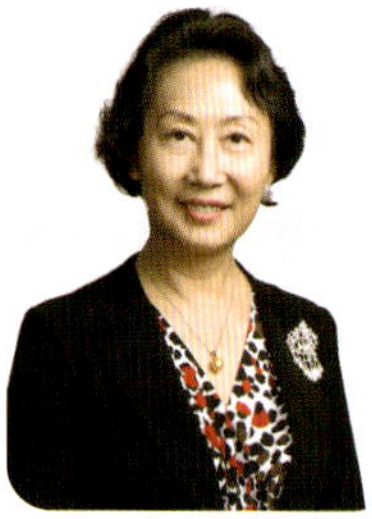

房　兵

二级教授，主任医师，博士研究生导师

- 上海交通大学医学院附属第九人民医院口腔正畸科主任
- 中华口腔医学会口腔正畸专业委员会第九届主任委员
- 中华口腔医学会口腔美学专业委员会副主任委员
- 中国整形美容协会口腔整形美容分会副会长
- 上海市口腔医学会口腔正畸专业委员会主任委员
- 国际牙医师学院（ICD）院士
- 美国Angle口腔正畸专业委员会委员
- 英国爱丁堡皇家外科学院院士及国际考官

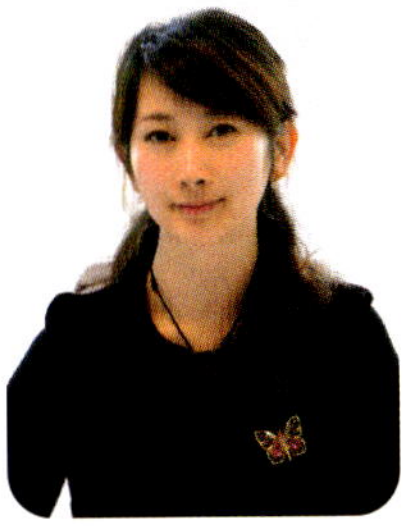

侯黎莉

医学博士，教授，主任护师，博士研究生导师

- 上海交通大学医学院附属第九人民医院护理部主任、教研室主任
- 中华护理学会口腔颌面外科护理专业委员会副主任委员
- 中华口腔医学会口腔护理专业委员会副主任委员
- 中国抗癌协会头颈肿瘤护理专业委员会副主任委员
- 教育部护理学专业认证委员会委员
- 上海市护理学会内科专业委员会主任委员
- 上海市口腔医学会口腔护理专业委员会主任委员
- 上海市中医药学会护理专业委员会副主任委员
- 上海市黄浦区护理学会副理事长
- 苏州大学客座教授
- 上海中医约大学临床教学基地兼职教授

目录

第一部分　儿童“地包天”（反𬌗）和吃手指（吮指）

第二部分　替牙期障碍

第三部分　口腔不良习惯的健康宣教

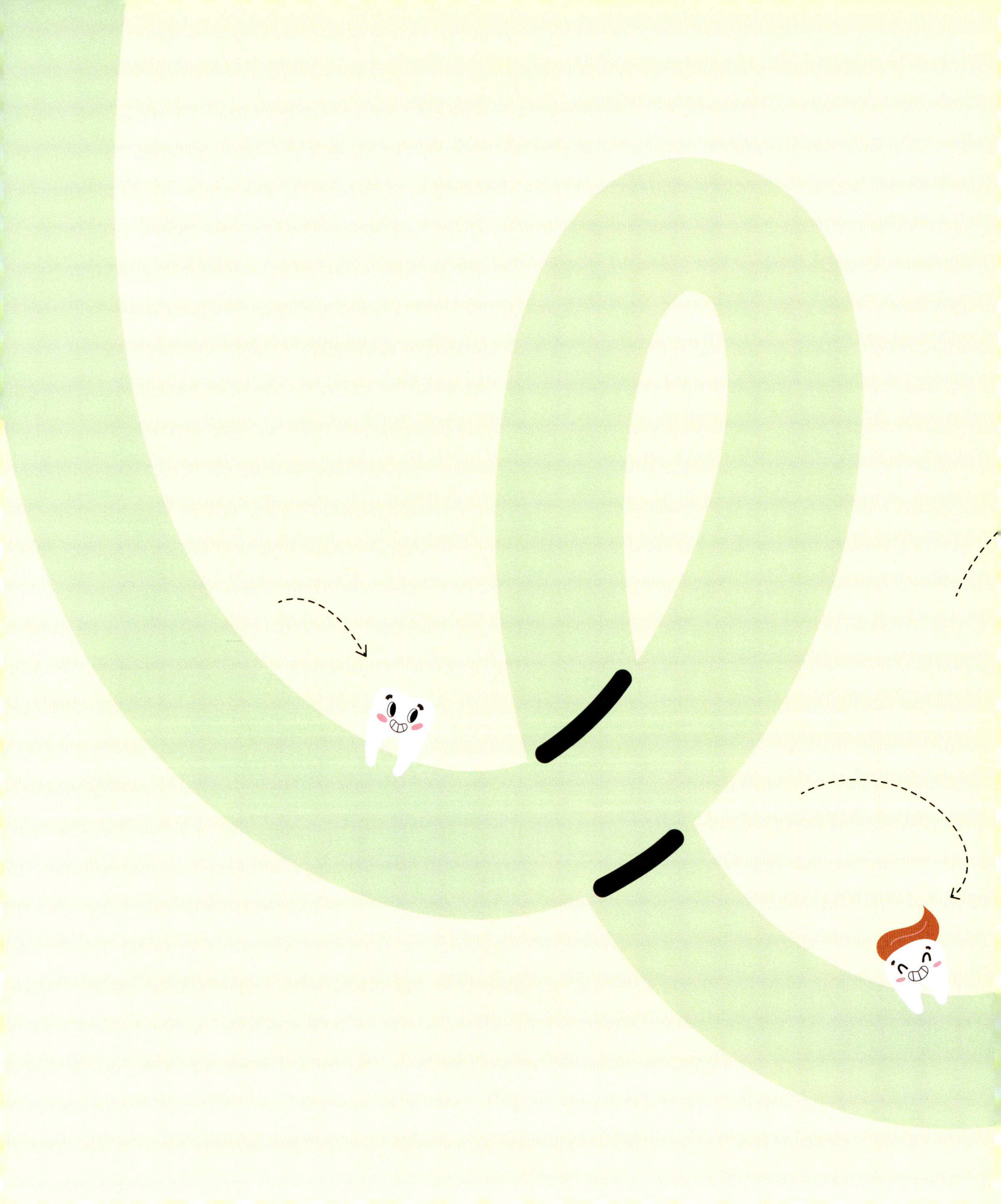

第一部分

1

儿童“地包天”（反𬌗）和吃手指（吮指）

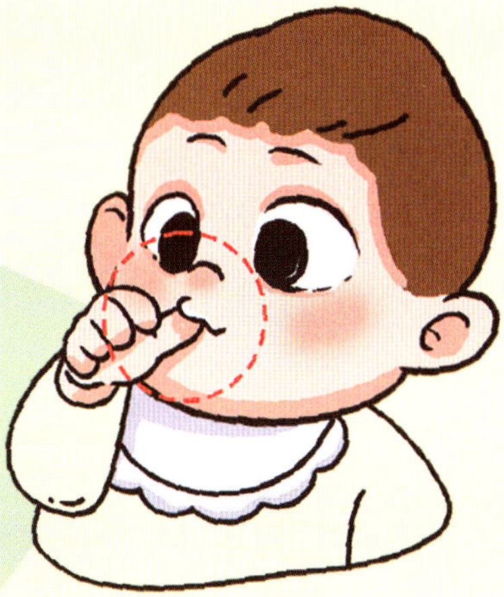

01

什么是“地包天”（反殆）？

正常情况下，上牙是应该包住下牙的，

而下牙包住上牙，也就是我们俗称的“地包天”。

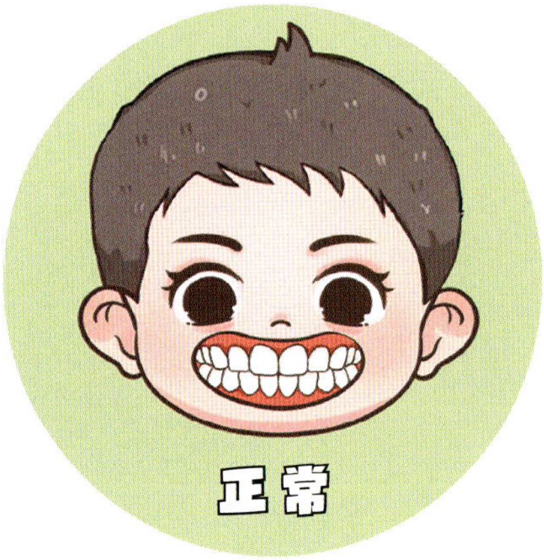

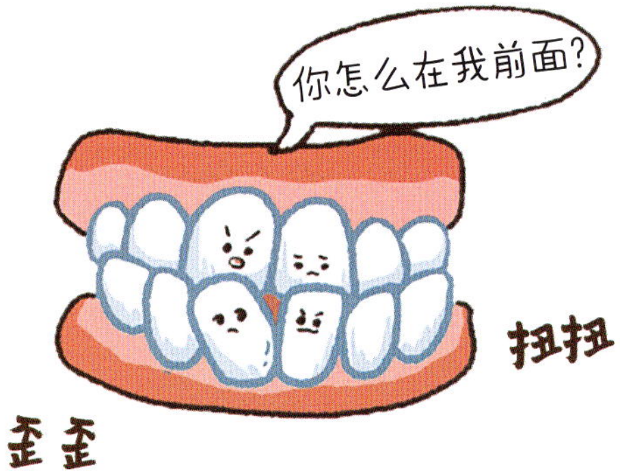

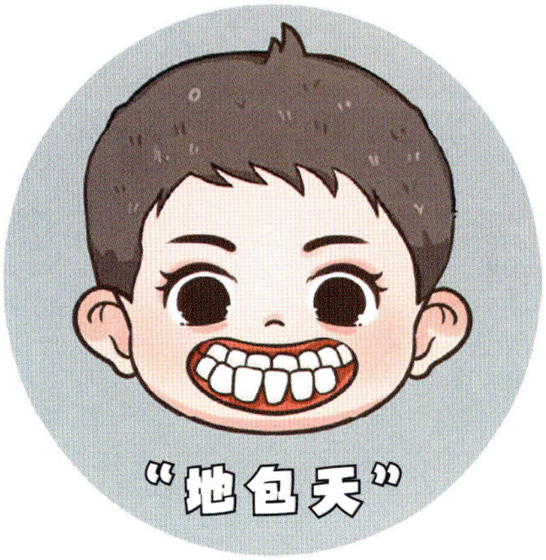

主要表现

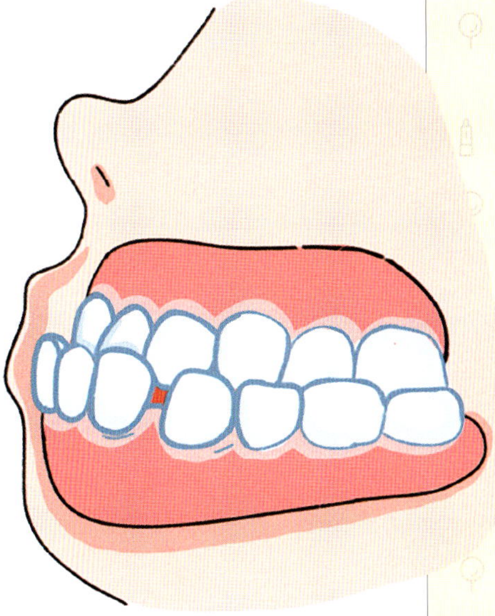

正面看：下巴比较大。

侧面看：下巴发育比较靠前，整张脸中间比较凹陷。

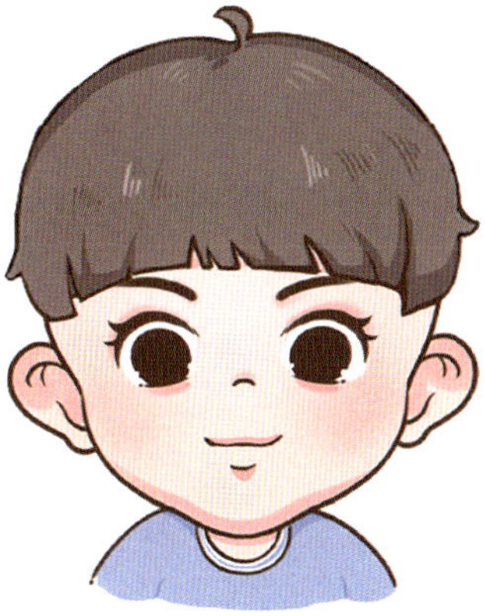

正常

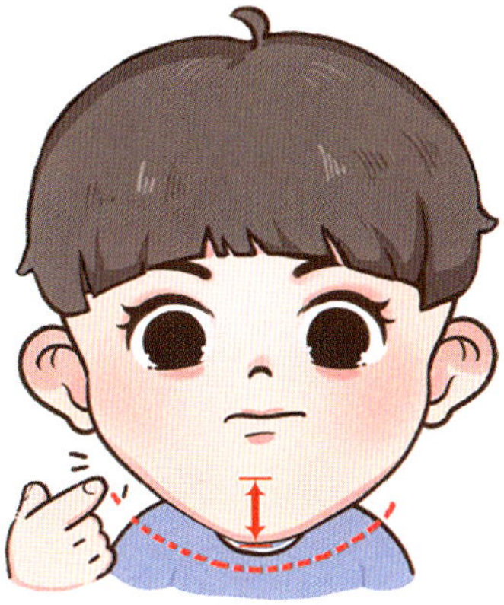

下巴大

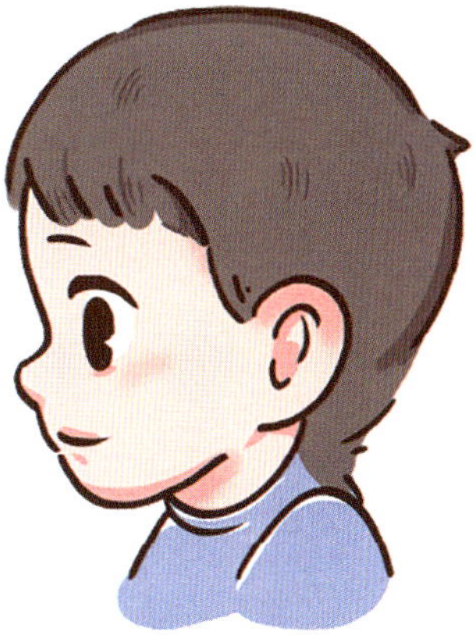

正常

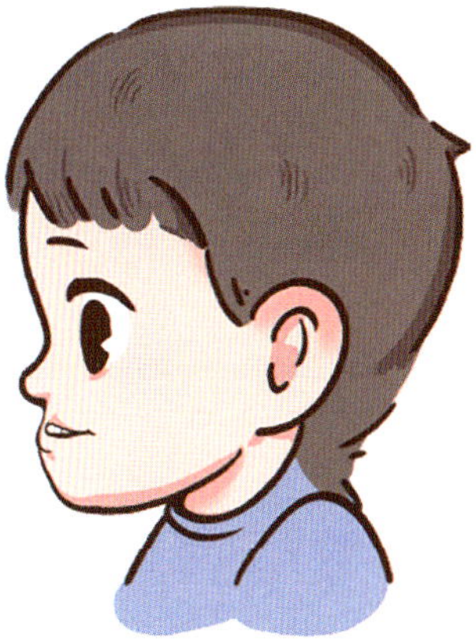

面中凹陷

02

什么原因导致儿童“地包天”（反殆）？

不正确的喂奶姿势

让宝宝平躺着喂奶。

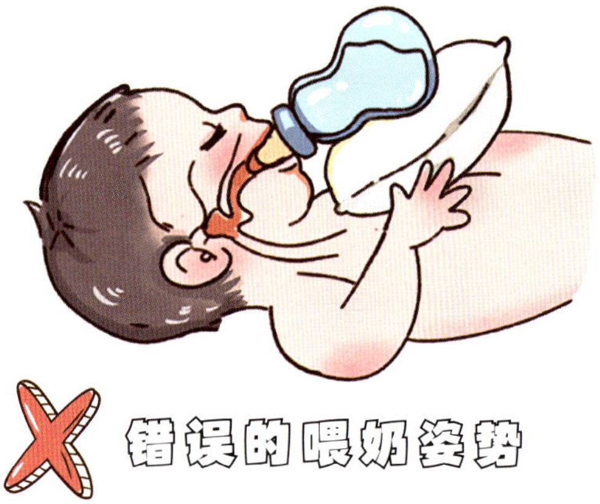

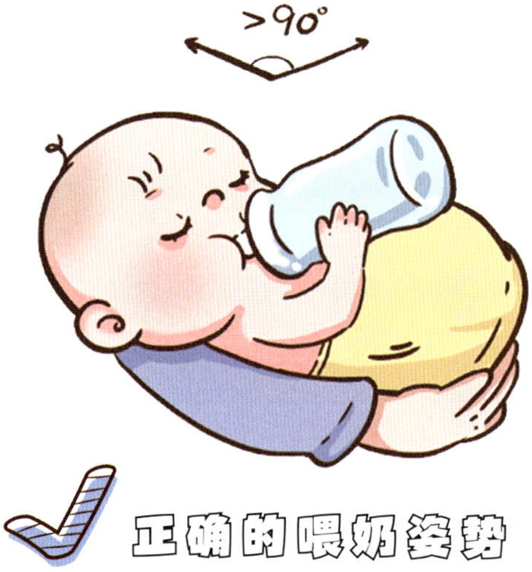

家族遗传

家族中长辈有类似情况。

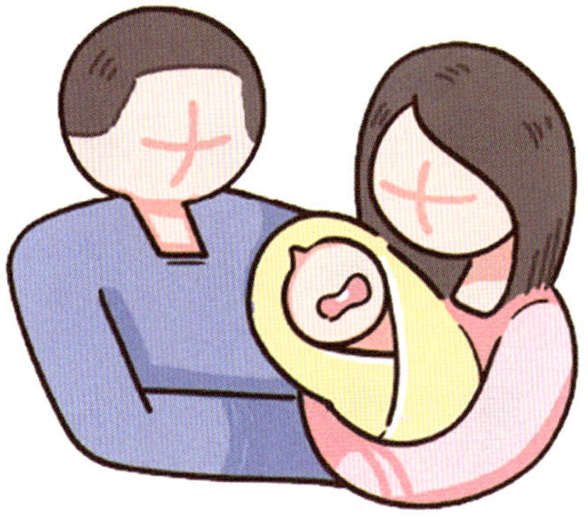

不良习惯

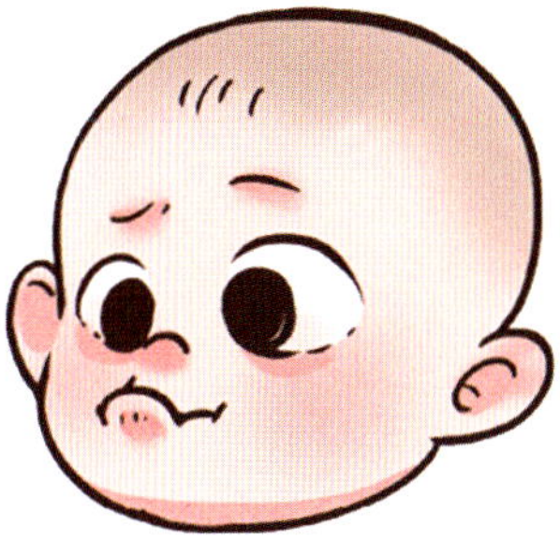

喜欢前伸下巴、咬上嘴唇。

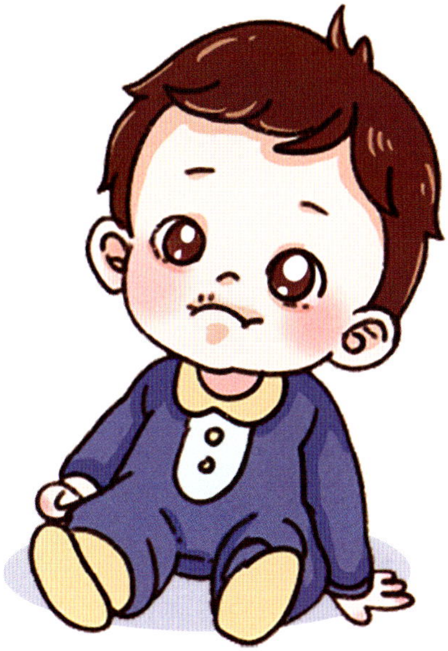

咬上嘴唇

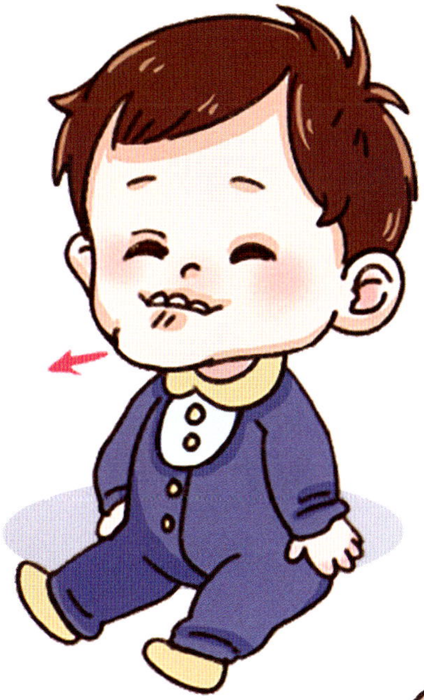

前伸下巴

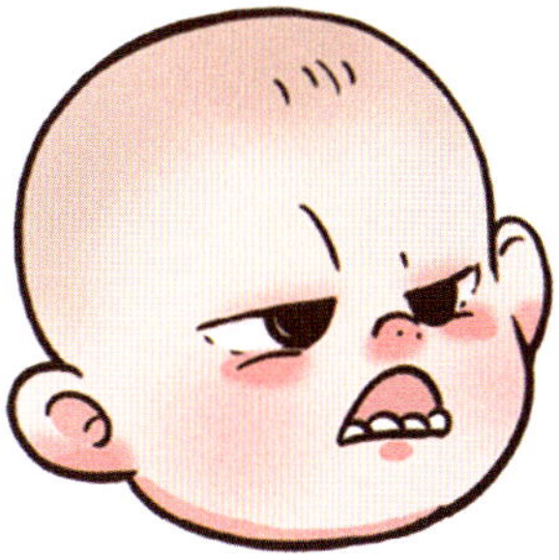

局部牙齿因素

乳前牙早早失去；

乳牙受到撞击等外伤；

蛀牙导致牙齿根部的发炎……

以上这些因素都可能引起牙胚位置改变，使上牙萌出时形成向舌头方向倾斜的状态。

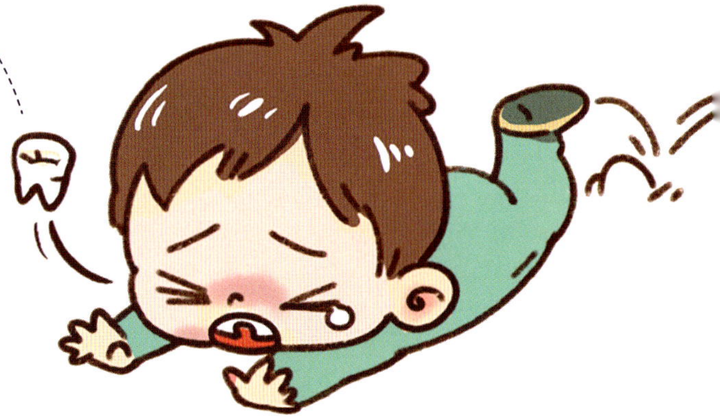

乳牙外伤

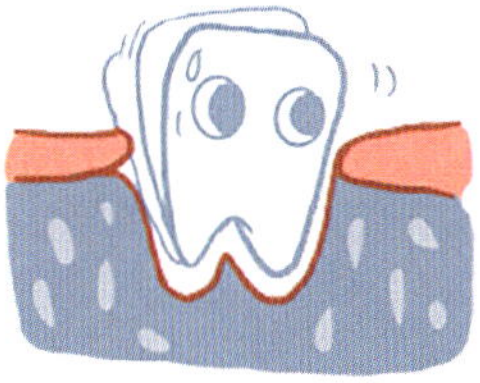

乳牙震荡

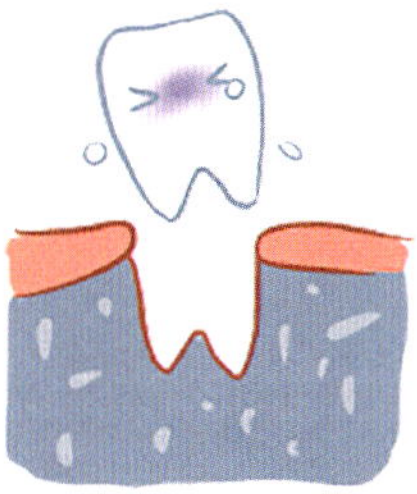

乳牙脱位

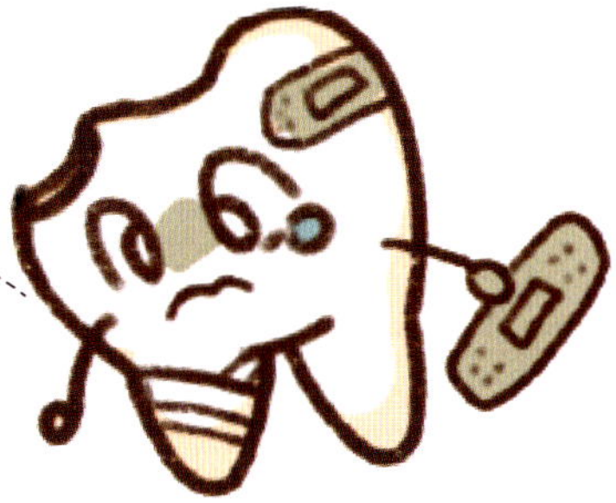

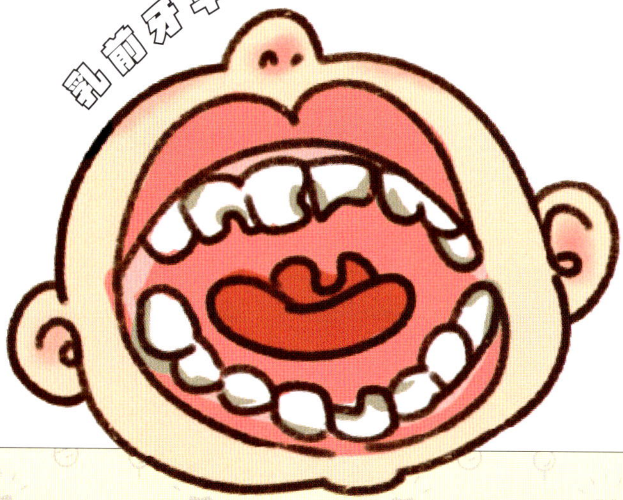

乳前牙早早失去

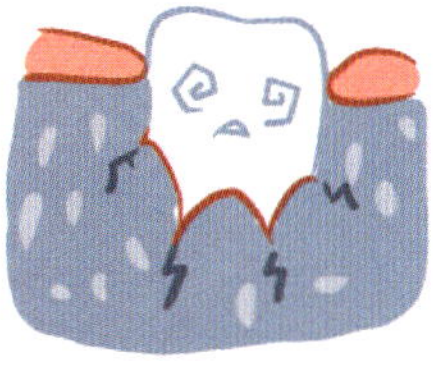

乳牙嵌入

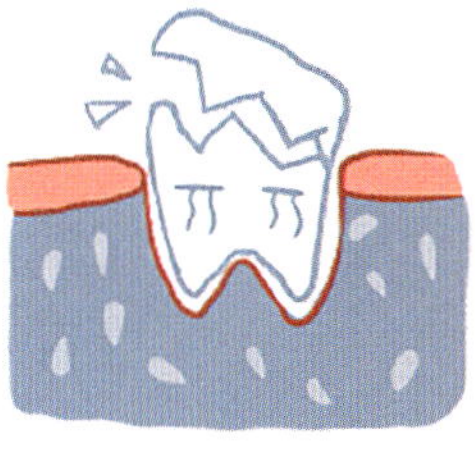

牙齿折断

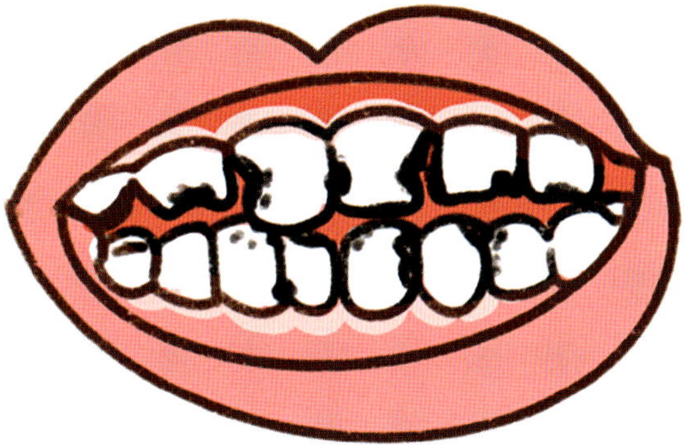

蛀牙（龋齿）

扁桃体肥大

睡眠时因呼吸不通畅，为了保持顺畅的呼吸，下巴被迫前伸。

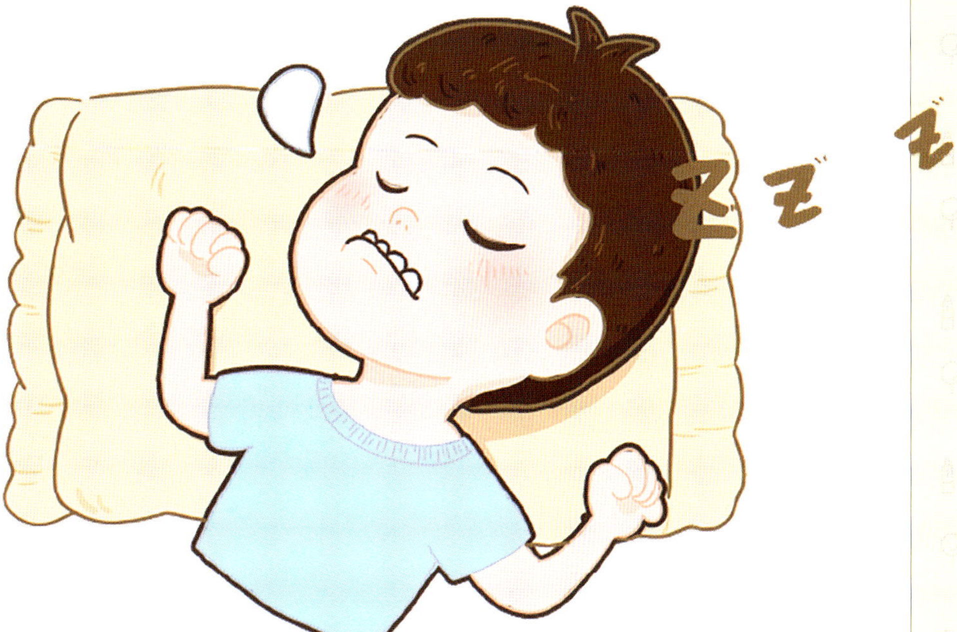

03

“地包天”（反殆）的危害有哪些?

影响美观

“地包天”脸型从侧面看起来像“月牙脸”。

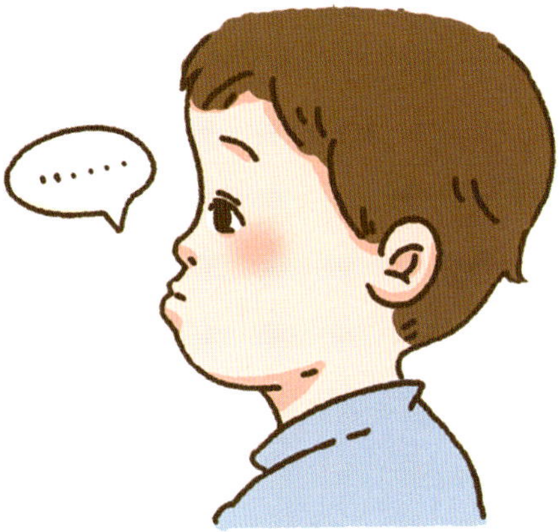

影响发育

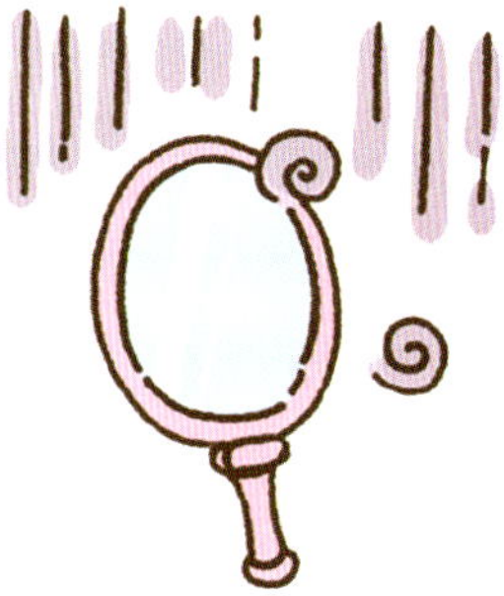

影响美观

影响正常吃东西

下牙咬住上牙的状态，不利于咬碎食物。

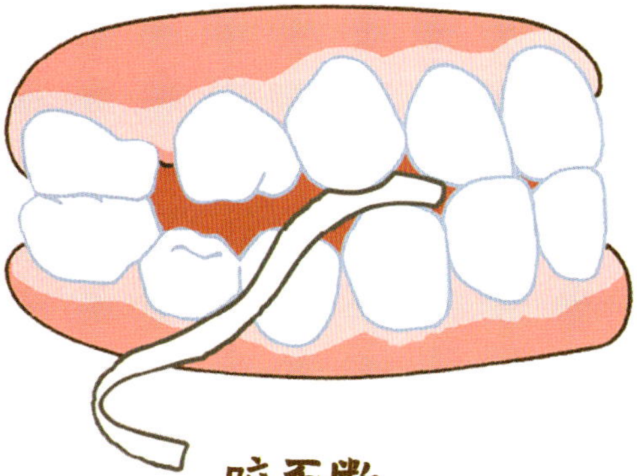

咬不断

04

儿童“地包天”（反骀）如何早期干预？

1. 改正不良习惯：避免下巴向前伸和咬上嘴唇等不良习惯，可以通过提醒和练习正确的姿势来改善。

2. 调整喂奶姿势：抱起宝宝成 45° 半直立倾斜喂奶姿势。

3. 发现蛀牙及时治疗：家长应定期检查孩子的牙齿，一旦发现蛀牙迹象（如刷牙去不掉的小黑点），应立即带孩子去看牙医。

4. 改善气道通气：及时到耳鼻喉科检查并治疗孩子呼吸不畅的问题。

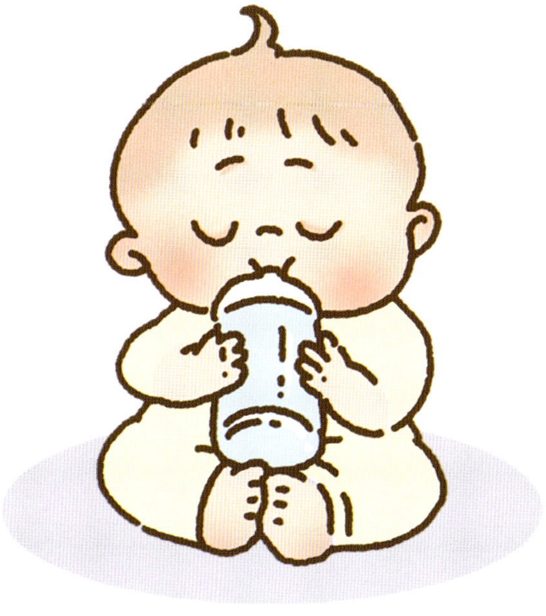

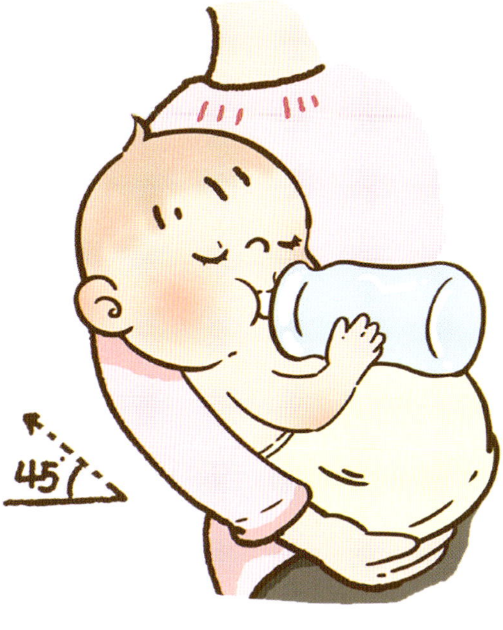

5. 定期找正畸专科医生筛查：必要时采用专业解决方案进行治疗。

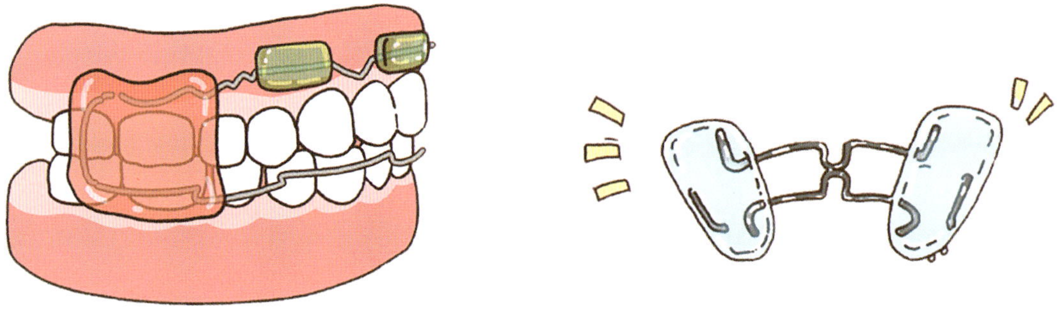

佩戴功能矫治器

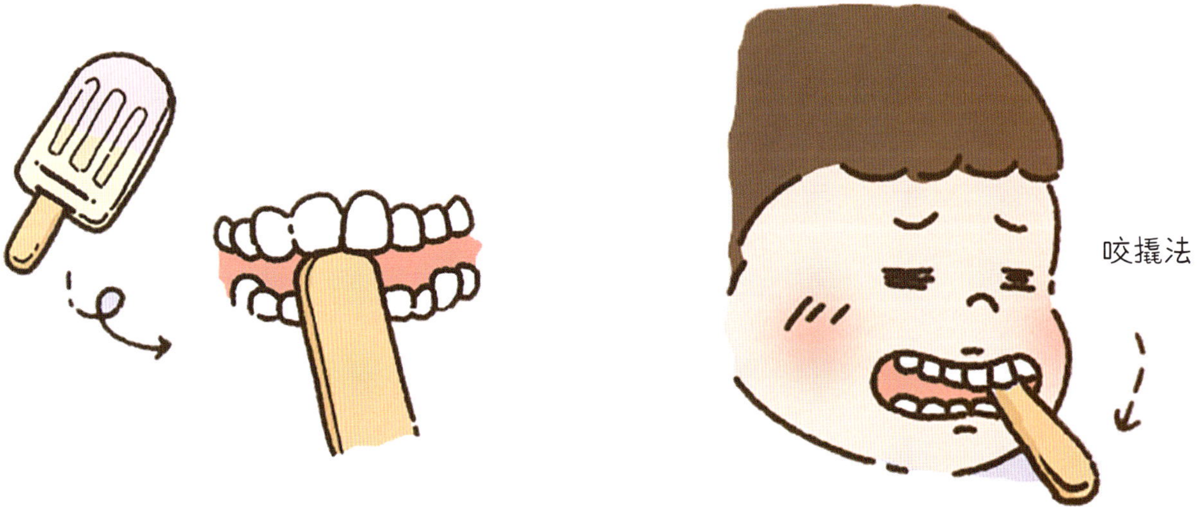

咬撬法

关于早期矫治

如果医生认为需要治疗，那何时开始治疗？

一般来说，如果乳牙健康，在孩子能够配合的情况下开始治疗。

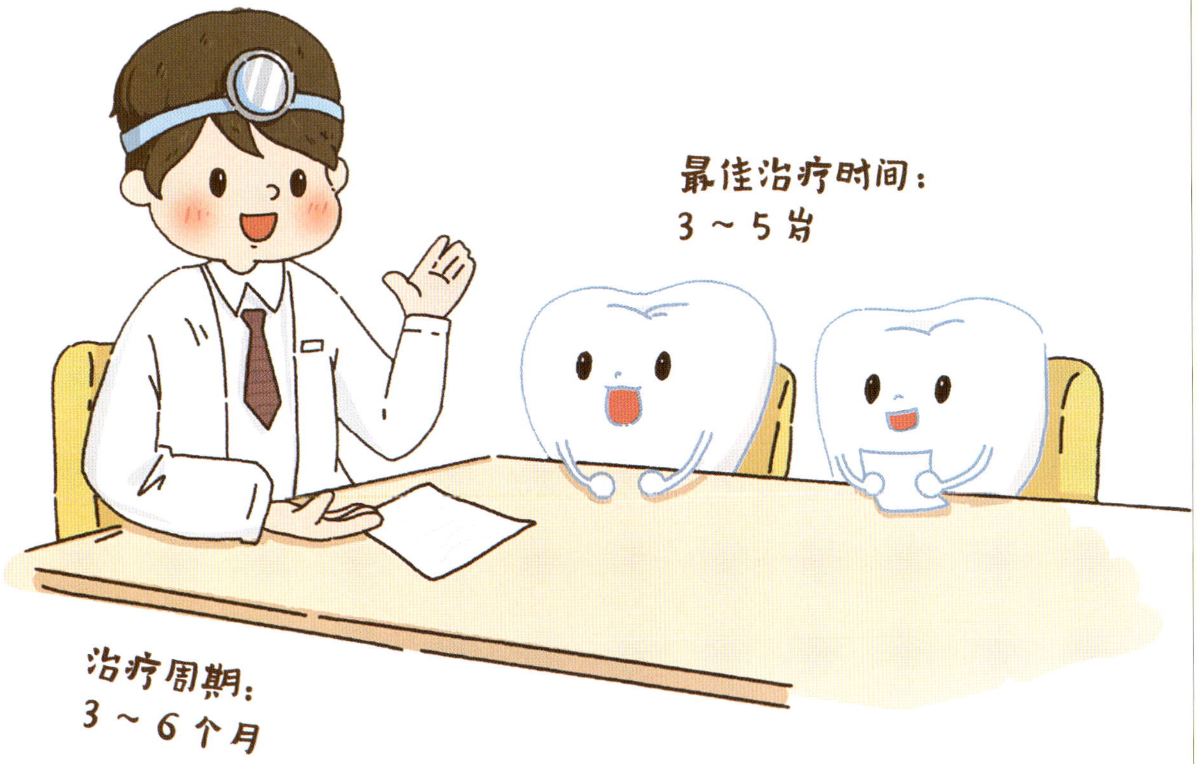

05

什么原因导致吃手指（吮指）？

1 岁以内

口欲期，孩子用嘴巴来尝试不同的新鲜事物以满足正常心理需求。

3 岁以后

每天长时间吃手指（吮指）则属于口腔不良习惯，有可能会出现牙齿排列不整齐、牙齿之间存在缝隙等情况。

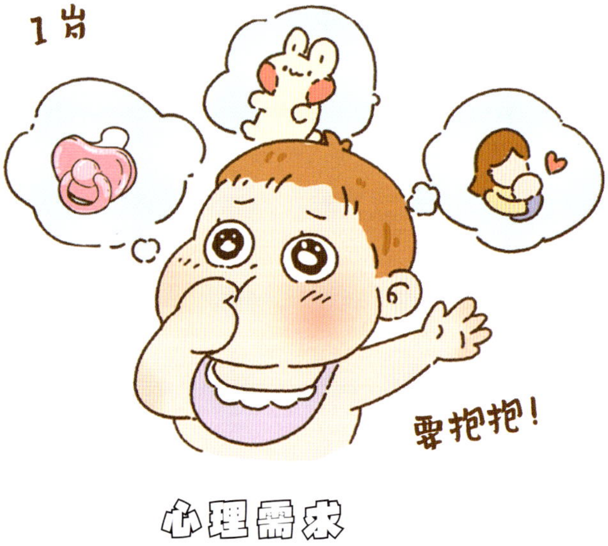

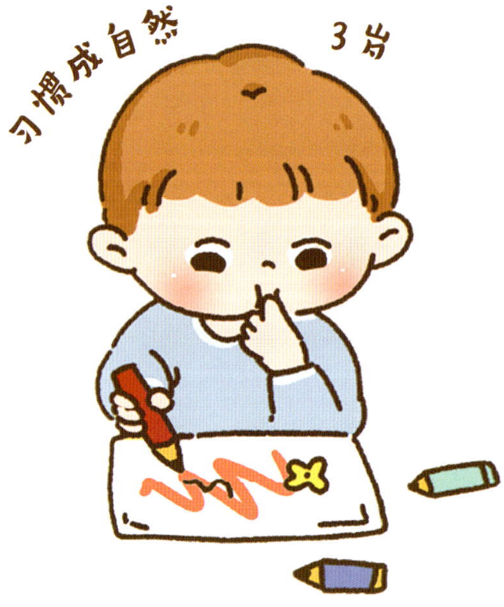

不良习惯

06

吃手指（吮指）有很多种，你知道吗？

吮吸大拇指

大拇指不断将上牙往外推，造成龅牙，上前牙明显突出，前牙开㗎。

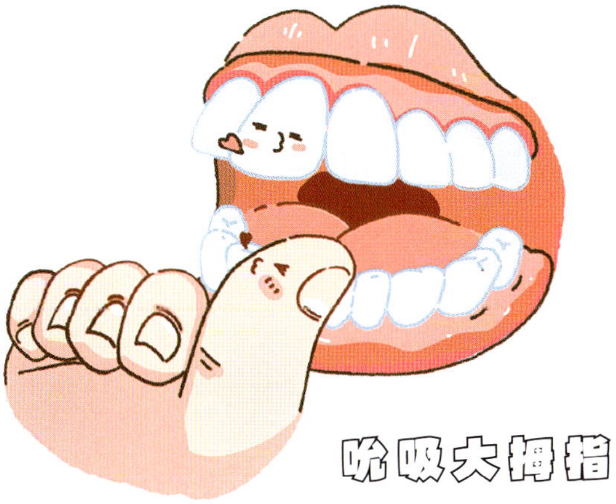

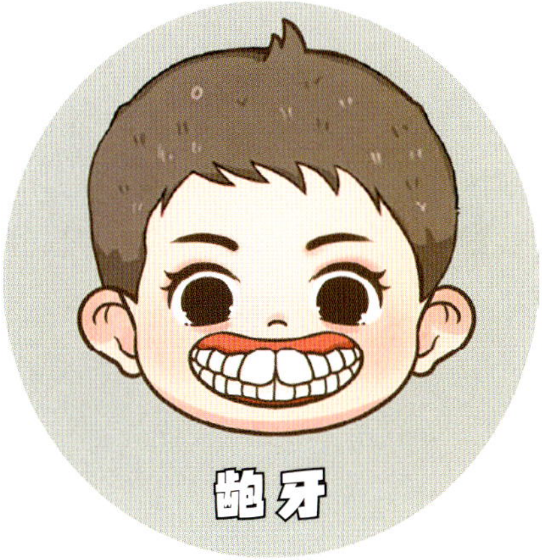

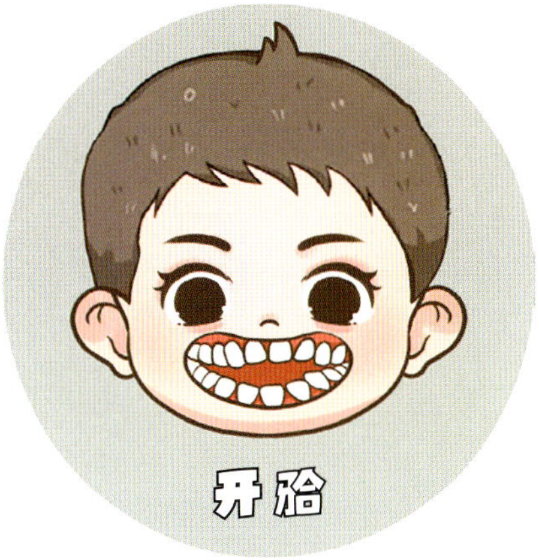

什么叫开㗎？

最里面大牙咬住的时候，前面牙齿合不起来。

咬食指

食指一直将下面牙齿往外推，造成下前牙突出于上前牙。

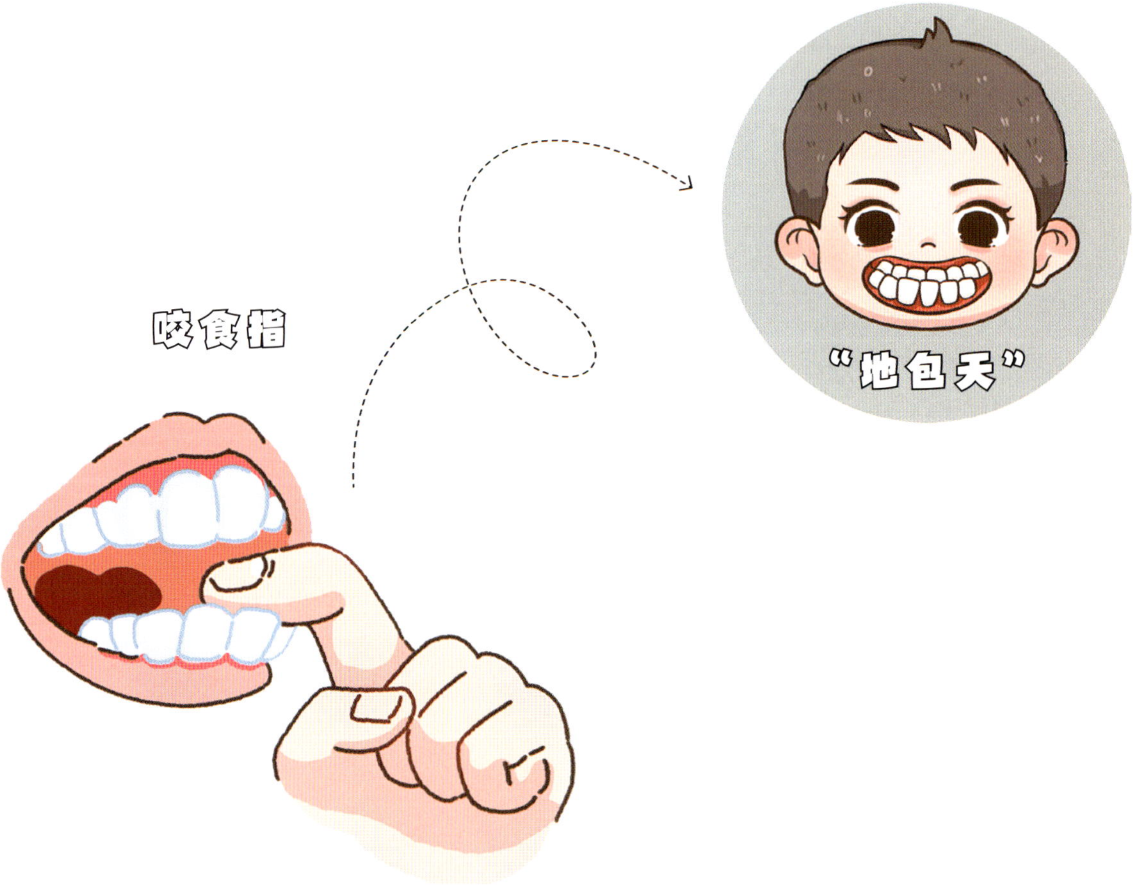

咬其他物品

咬物位置呈局部开殆。

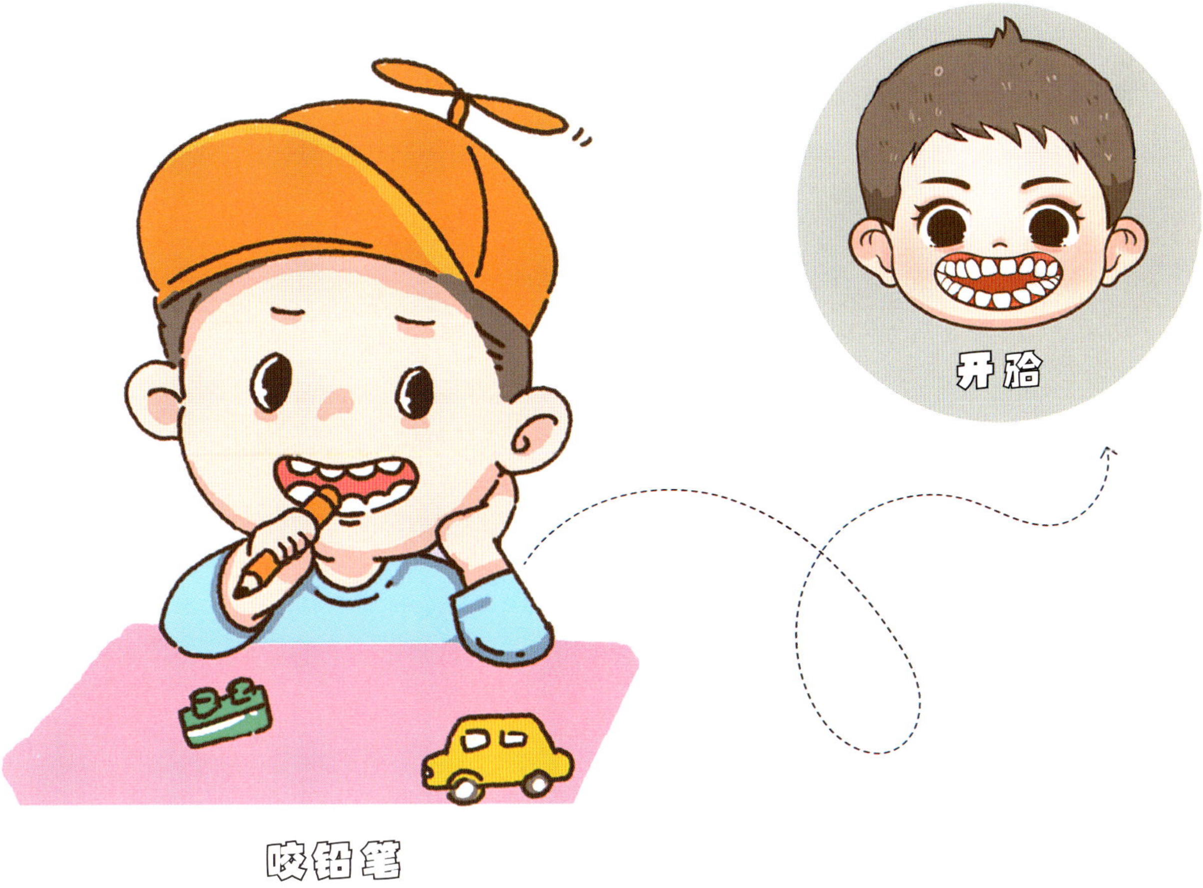

07

如何干预戒除吃手指（吮指）？

1～3岁

家长耐心陪伴，

给足安全感，转移口欲期。

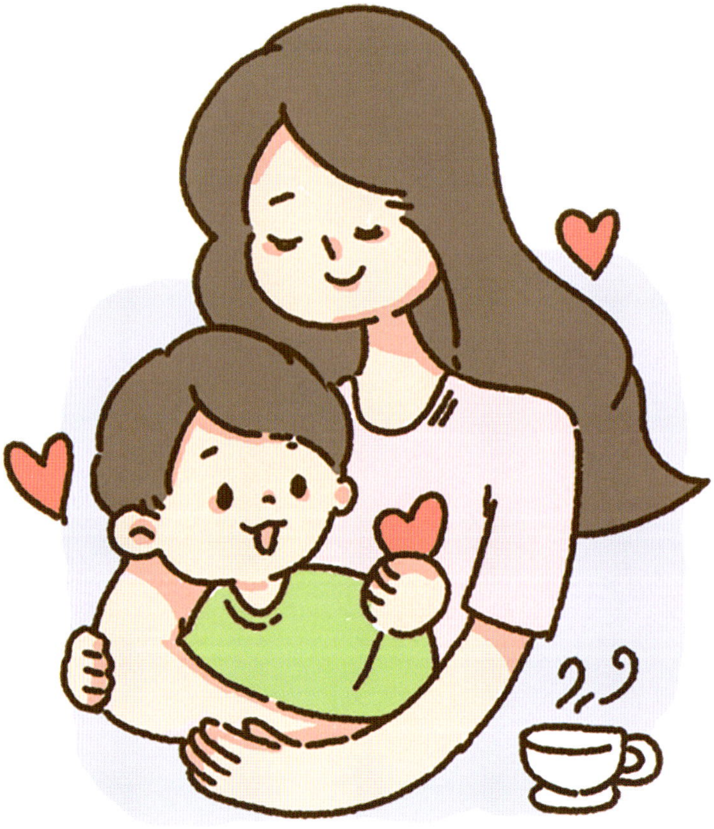

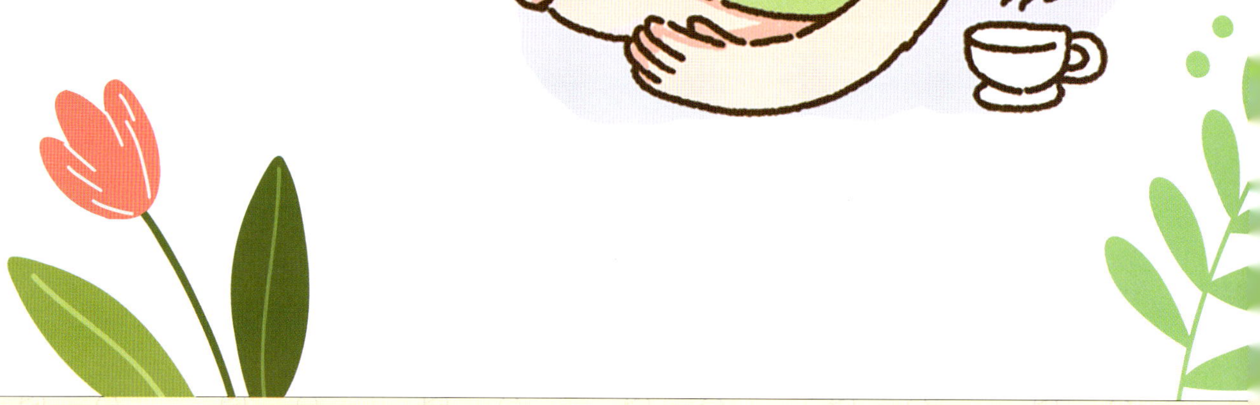

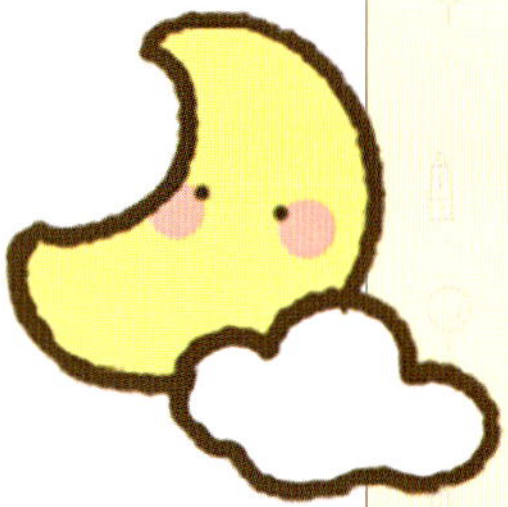

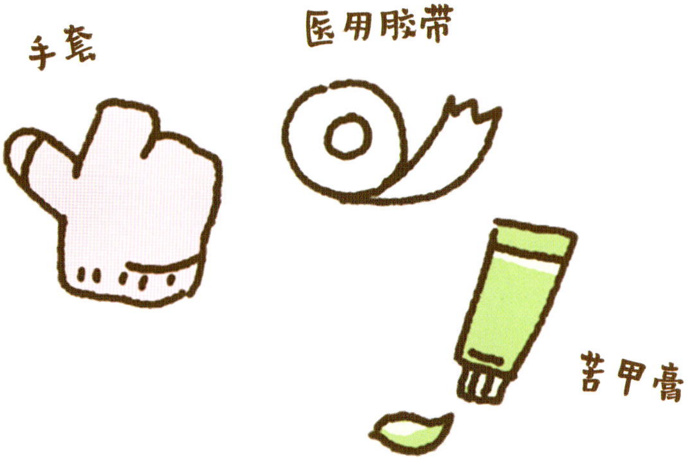

3 岁以后

通过讲道理的方法，调动孩子自身积极性，使其自行改正不良习惯。夜晚，可佩戴专用手套或在手指上涂抹药膏、辣椒等来帮助戒除。

家人无法帮助戒除的情况下，可以寻求正畸专科医生帮助。

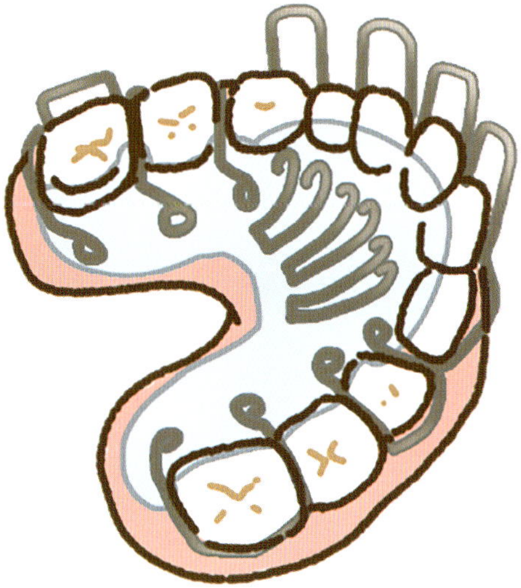

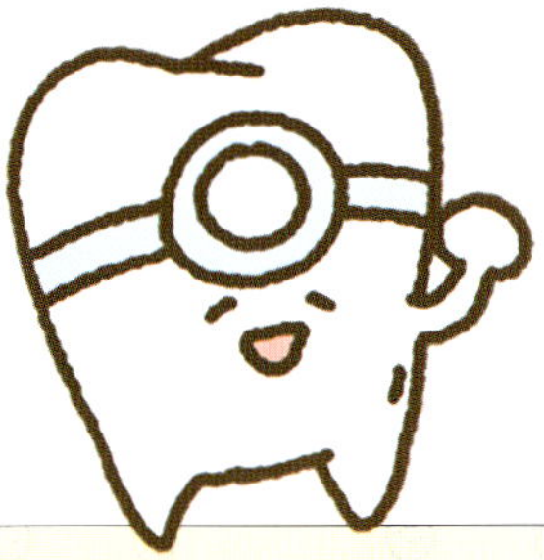

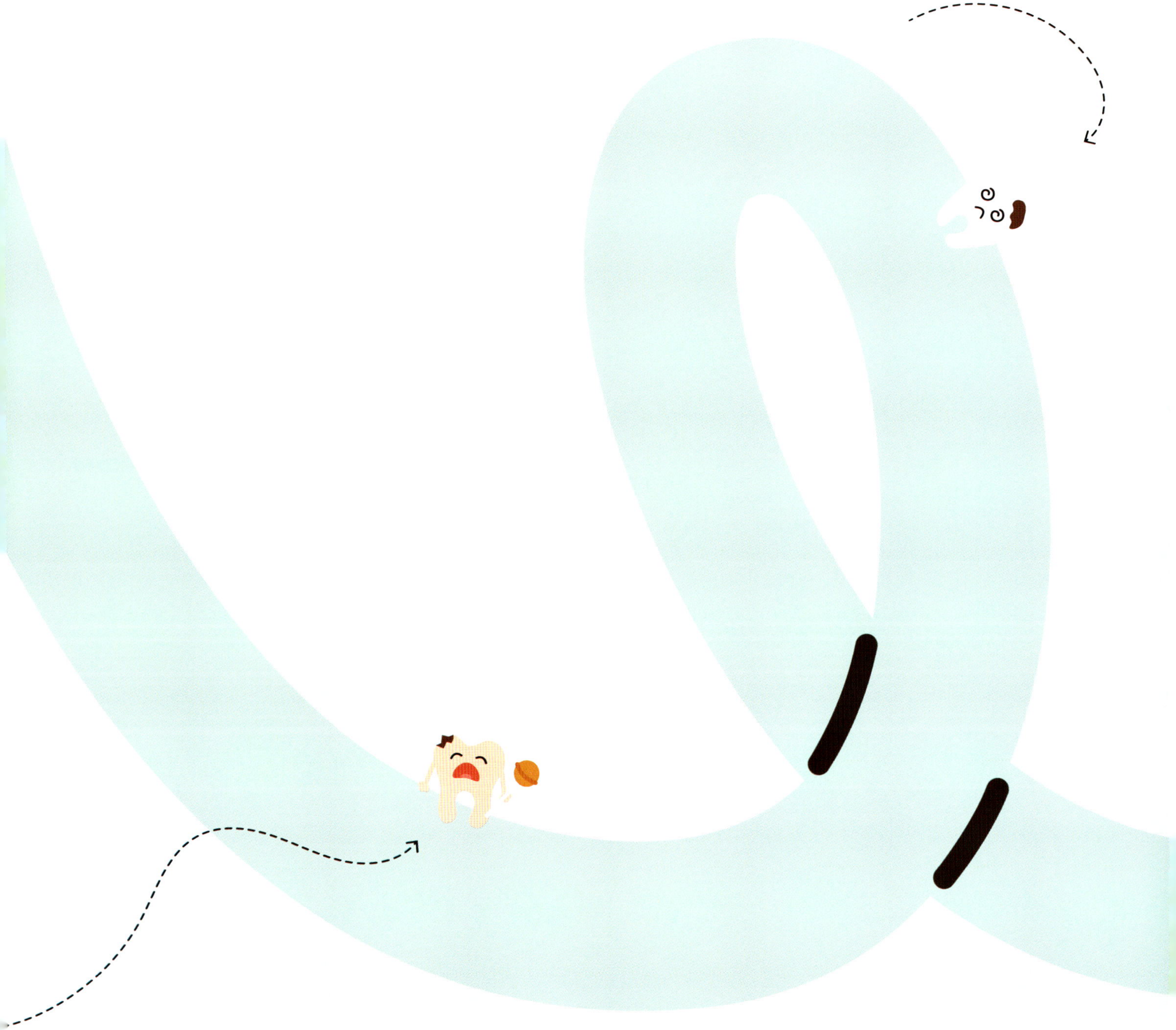

第二部分

2

替牙期障碍

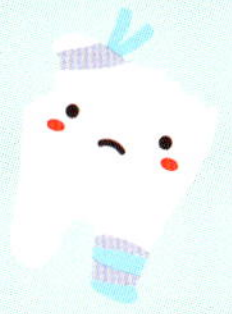

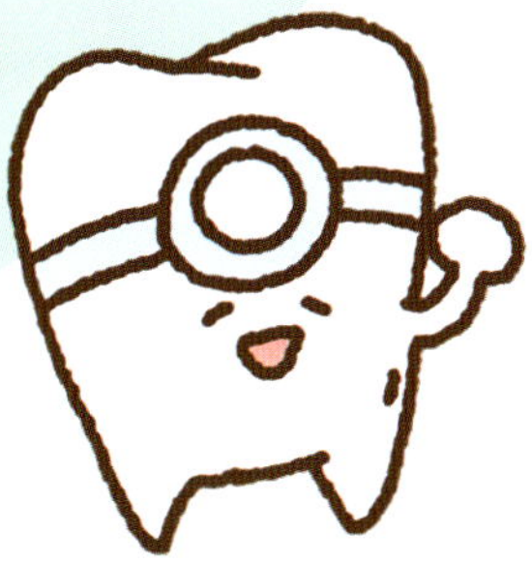

01

门牙之间的缝隙

正常的缝隙

乳牙与恒牙同时存在的时候，门牙有缝隙是正常的，这个缝隙是由于恒牙牙胚挤压导致的，会慢慢闭合。

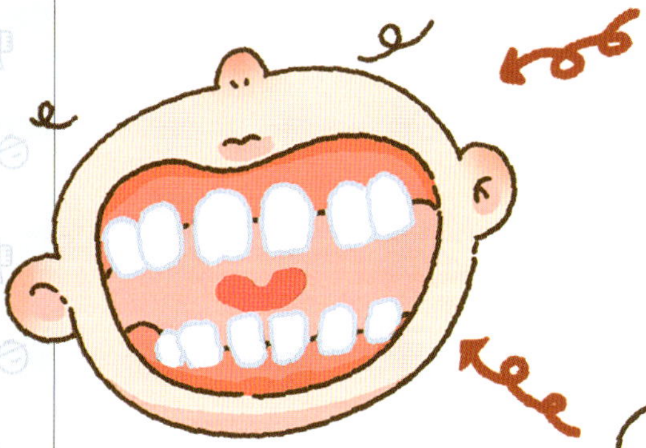

异常的缝隙

门牙缝隙特别大，相邻牙齿的缝隙不均匀。

1. 多生牙：门牙中间多长了颗牙齿。

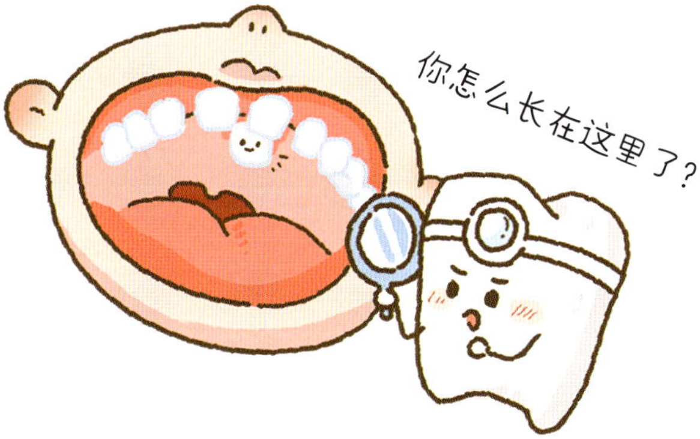

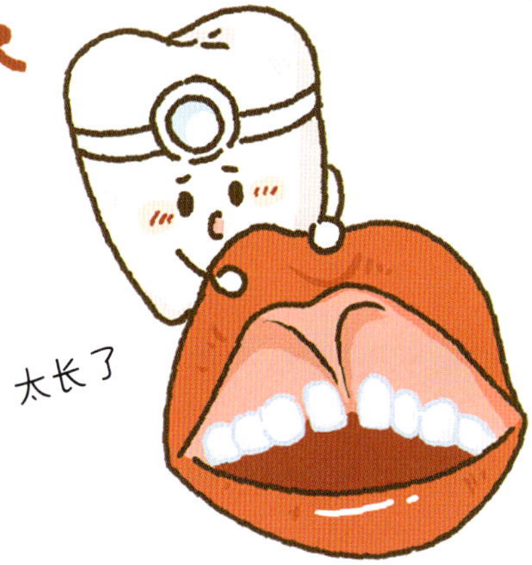

2. 唇系带异常：连接上嘴唇和牙龈的系带很粗大，位置挡在了两颗门牙中间。

02

个别牙齿的异常

个别牙齿反䶬

个别下牙盖在了上牙外面。

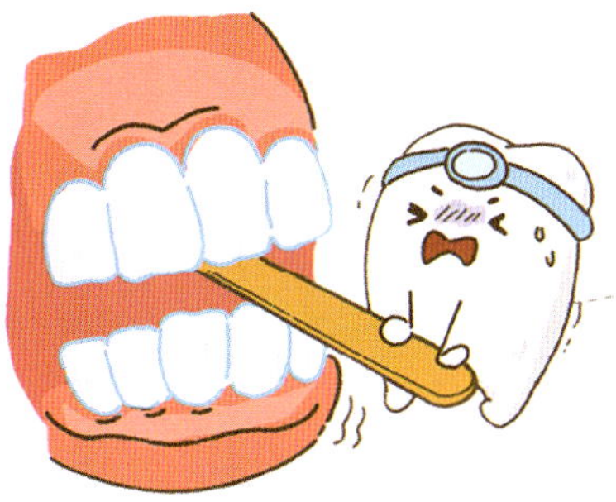

个别牙齿扭转

个别牙齿扭转，可能受咬合影响导致这颗牙齿松动，甚至牙龈萎缩，影响恒牙的生长。

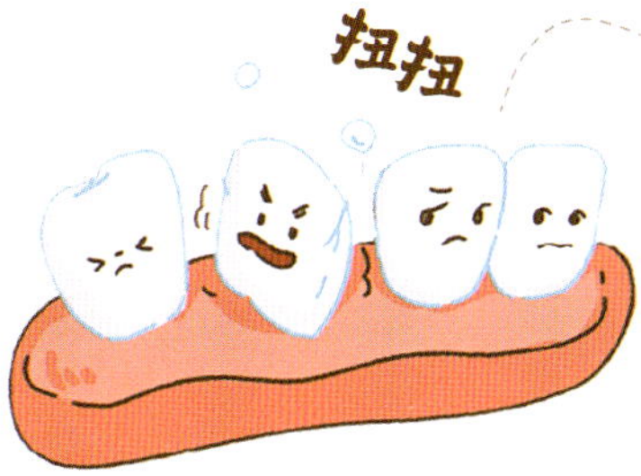

锁䶬（上下后牙错䶬）

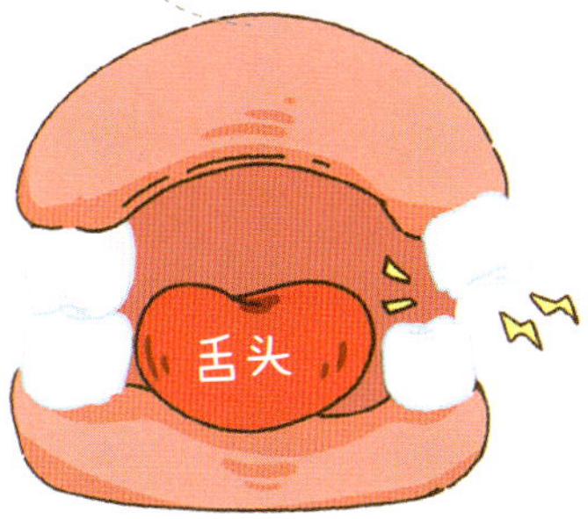

当牙齿咬合在一起时，上下两排牙的后牙没有面对面咬合上，错开会导致没办法好好咀嚼食物，食物咬不烂，牙齿也就失去了正常的咀嚼功能。如果单侧锁䶬，能吃东西的那一侧牙齿会磨损得更快。

03

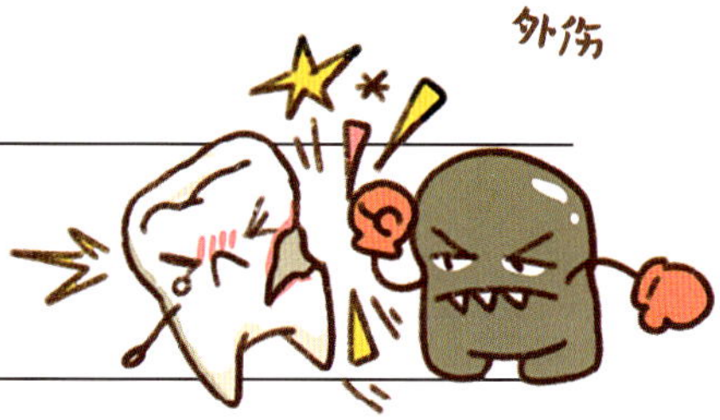

乳牙提早缺失怎么办?

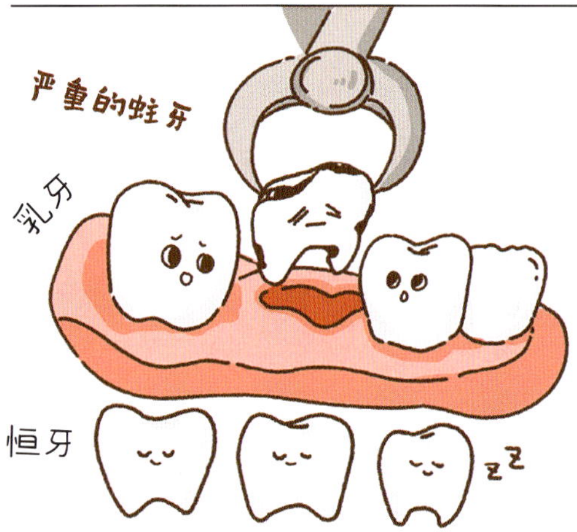

正常乳牙和恒牙是按照一定时间顺序完成替换的，如果乳牙坏得很严重、有外伤等，会导致这颗乳牙过早地被拔除或脱落。

1. 间隙保持器

乳牙提早缺失，旁边的牙齿会倾斜占据这个空间，我们通过专业装置，为恒牙的萌出占据空间。

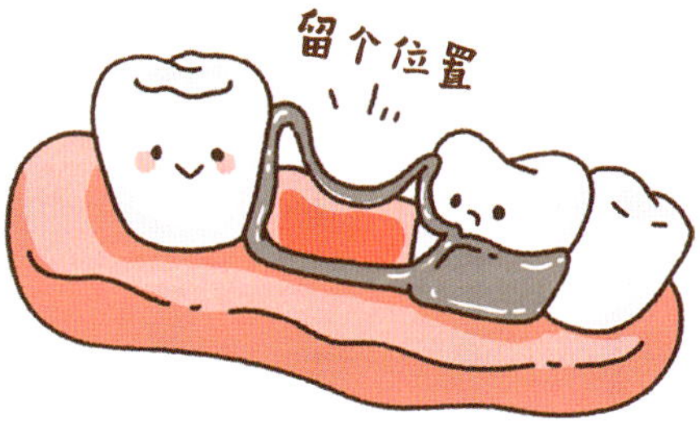

2. 注意口腔卫生

预防蛀牙、牙龈炎症。

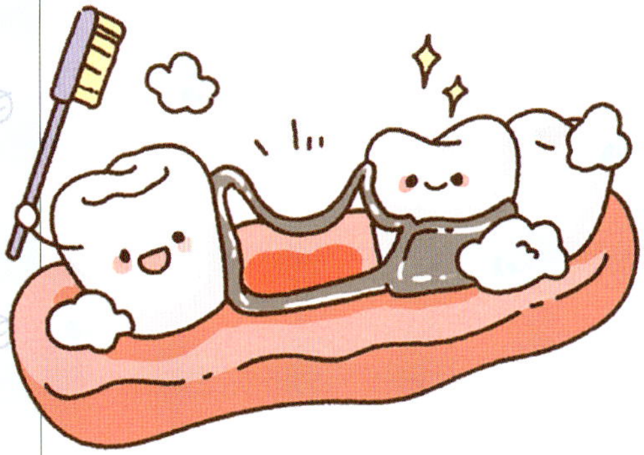

小贴士：

每天除正常刷牙外，装置周围也要好好清洁。以免食物残渣粘在装置周围，导致牙龈红肿等炎症。

04

舌头位置异常

婴儿时期，因为没有牙齿，舌尖的位置在上下颌牙龈之间，从而完成吮吸的动作。随着长大，舌头的位置也发生了变化。

舌头正确位置

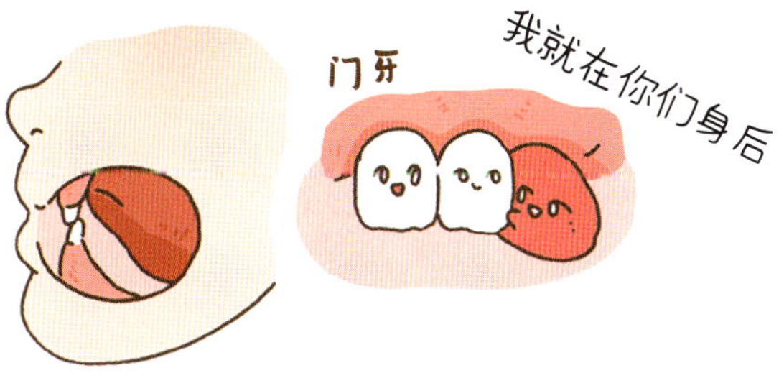

舌头正常的位置是舌尖轻轻与上颌牙龈接触，在上颌两颗门牙后面。

舌头异常位置

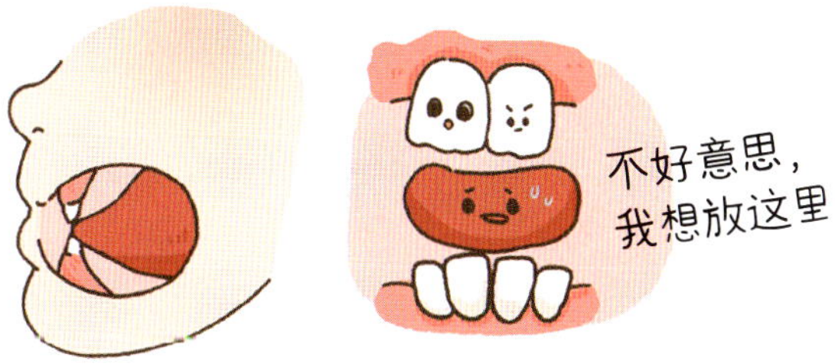

舌头在上下牙齿中间是不正确的位置。

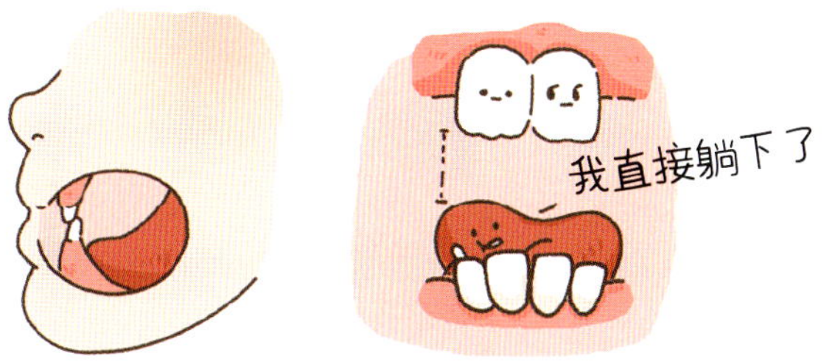

舌头顶住下排牙齿也是不正确的位置。

05

舌头位置异常的危害

牙齿没有咬合，上下门牙咬不起来，影响吃东西（如面条咬不断）。

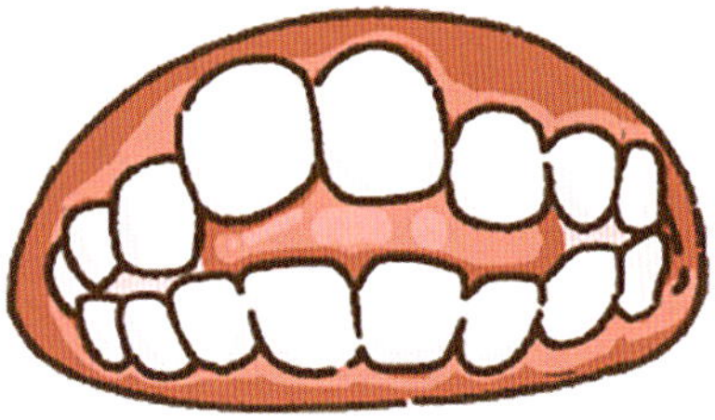

开骀

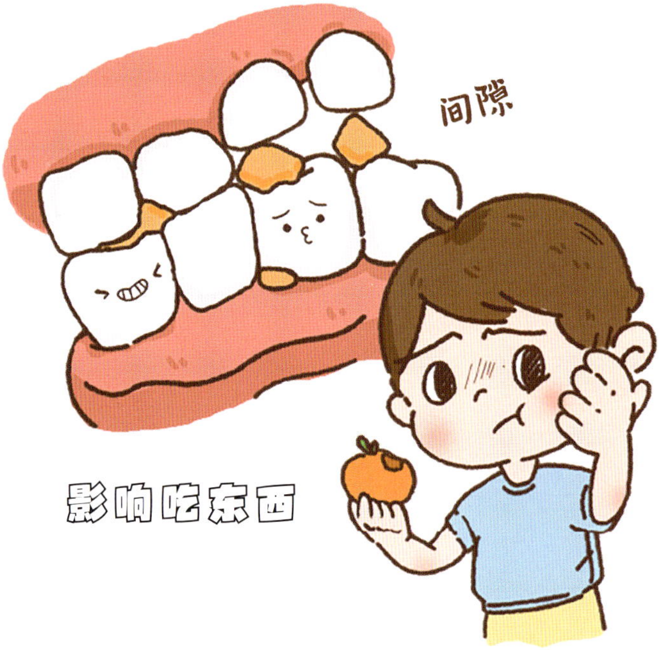

影响吃东西

06

舌头位置异常怎么办？

面诊耳鼻喉科医生，排除呼吸道问题

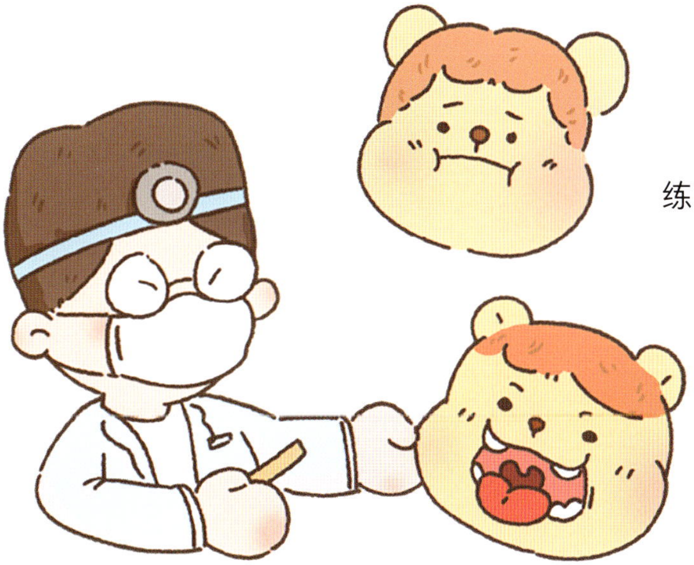

练习正常的吞咽动作

练习舌头放在正确位置，弹舌、卷舌训练

面诊正畸专科医生，佩戴矫治装置

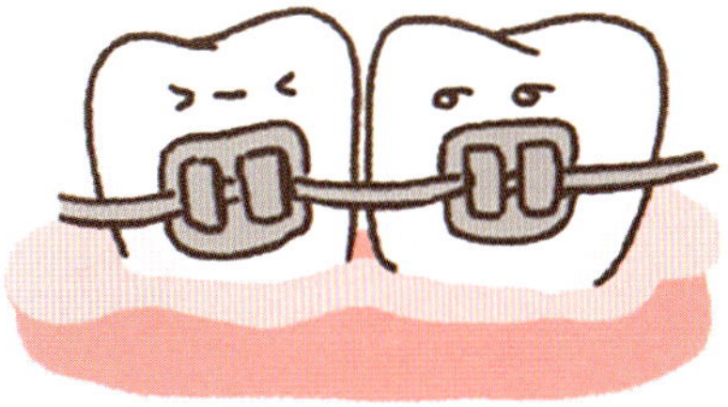

07

如何判断是否存在异常吞咽？

异常吞咽不仅要纠正孩子不正确的舌头习惯，还要锻炼舌肌的力量。

1. 喝水：观察孩子喝水时，面部肌肉是否自然。

2. 咽口水：观察孩子咽口水时，是否有牵动面部肌肉的情况（口角周围肌肉特别用力）。

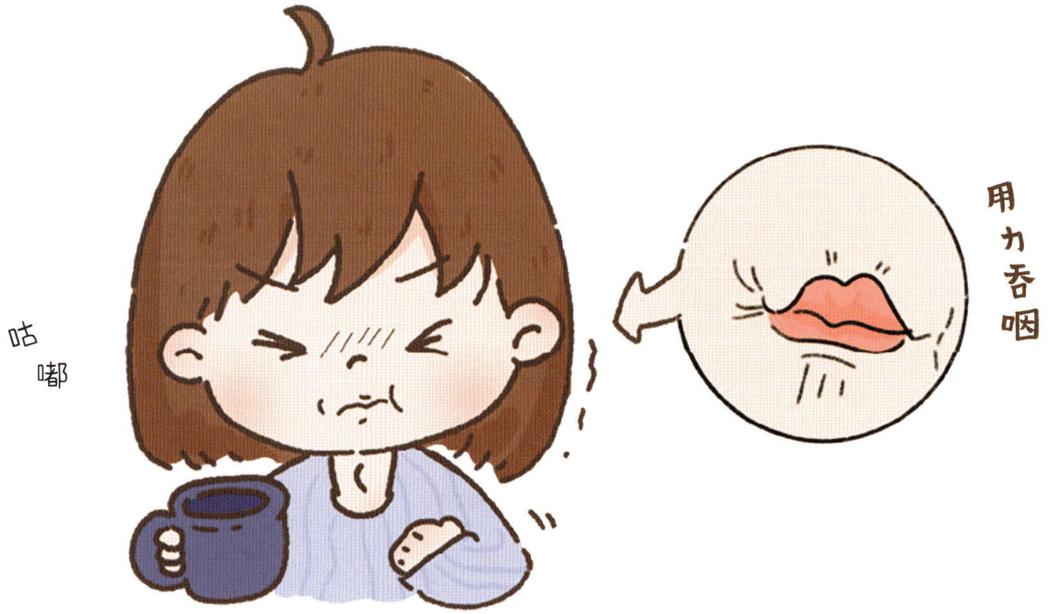

舌肌训练

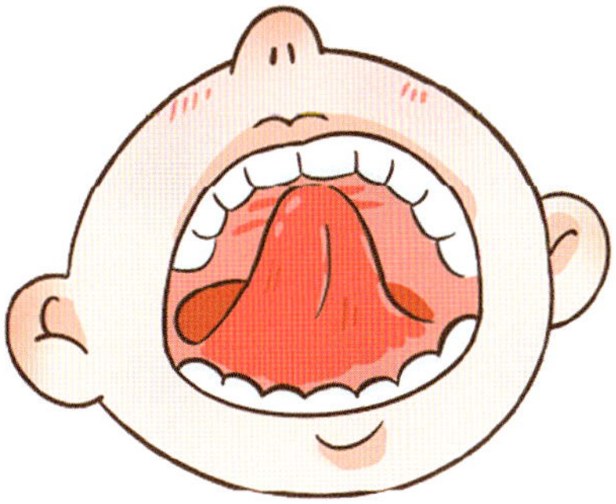

目的：训练舌肌的力量。

1. N 点训练

舌头位置在发英文字母“N”的位置，保持 10 秒。

2. 卷舌训练

舌头抬到 N 点处，将舌尖向口腔内卷，再尽量向后卷。

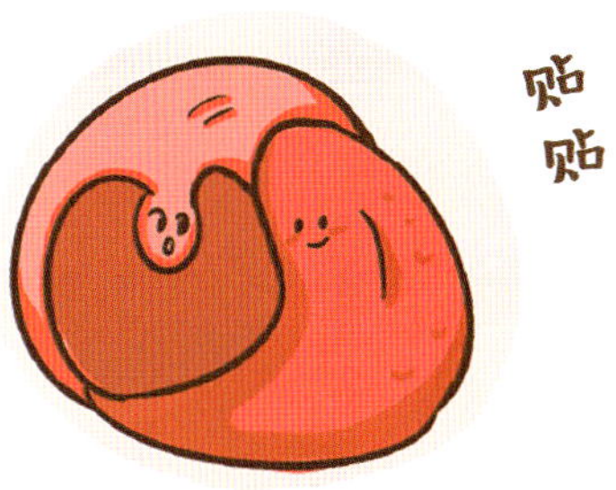

3. 推饼训练

将口香糖嚼成团状，再将口香糖在上腭部摊平。

4. 弹舌训练

将舌头贴到上腭，然后迅速离开上腭发出弹响。

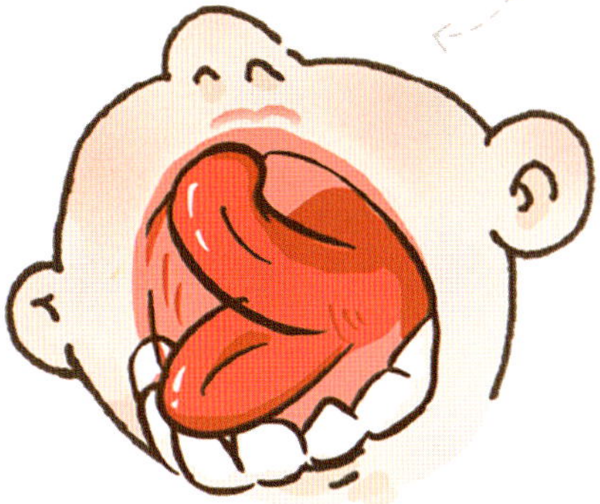

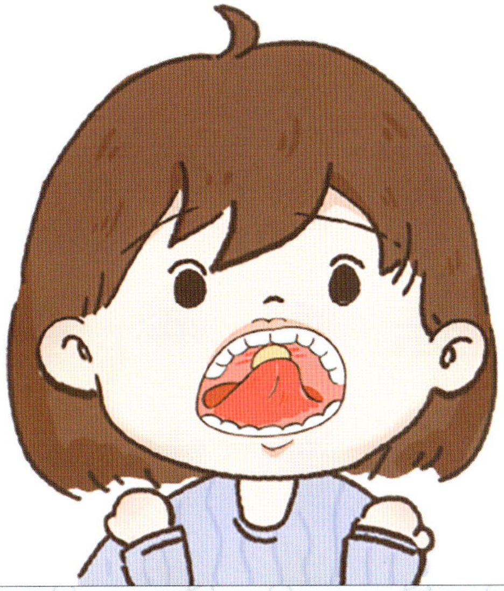

08

唇外翻

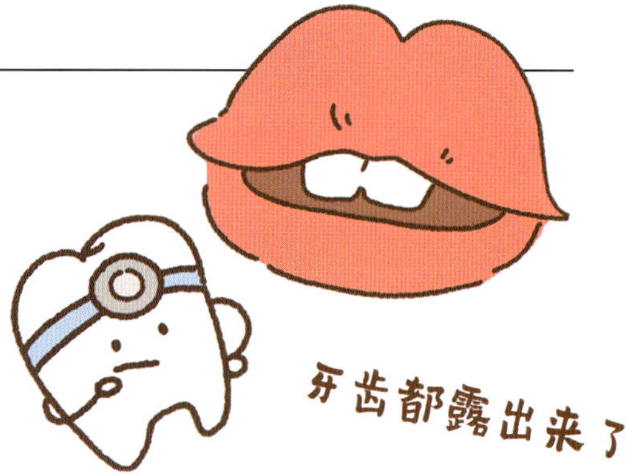

嘴唇上翘外翻、唇肌力量薄弱、嘴唇闭不起来会导致错𬌗畸形的发生。

有些孩子可能嘴唇闭不起来，睡觉时会张着嘴巴，遇到这种情况要先去五官科检查，排除病因，再正畸治疗。

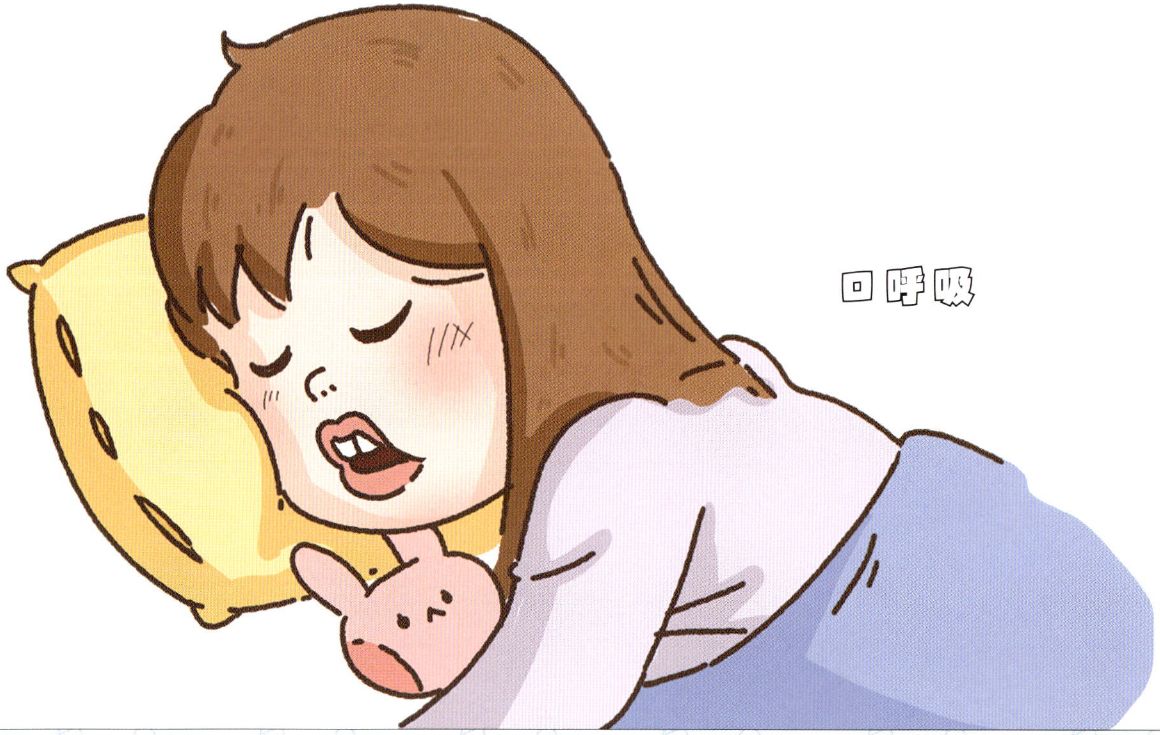

09

如何训练唇肌？

唇肌训练可以增强嘴唇肌肉的力量，使嘴唇有足够的力量包裹住门牙。唇肌训练有好几种方法，无论哪一种，只要坚持每天练习就可以较好地改善嘴唇上翘、外凸的情况。

方法一：牙线训练

取一段牙线，一头含在上下唇中间，另一头垂在嘴外，垂下来的这端挂上纽扣等小物件增加重量，通过抿唇逐渐将整根牙线抿入口中，每天反复练习可以增加唇肌力量。

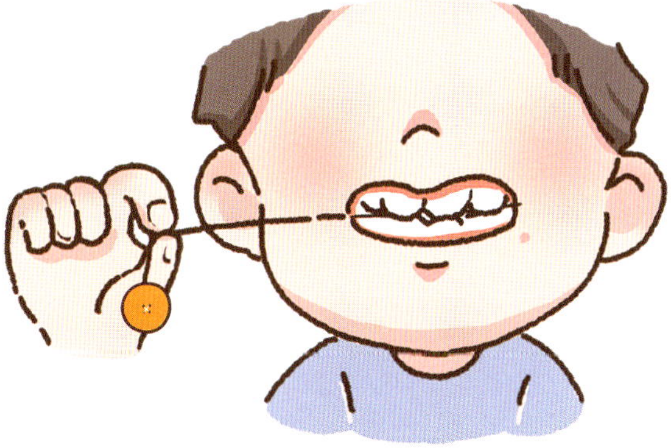

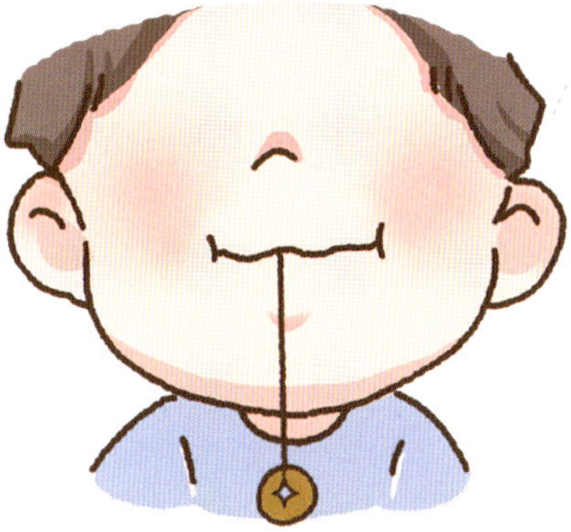

随着唇肌力量慢慢增强，可以提高难度，将垂在嘴外那头的牙线绑上重于纽扣的物件，以增加整体重量，再反复将牙线抿入口中。

方法二：抿唇训练

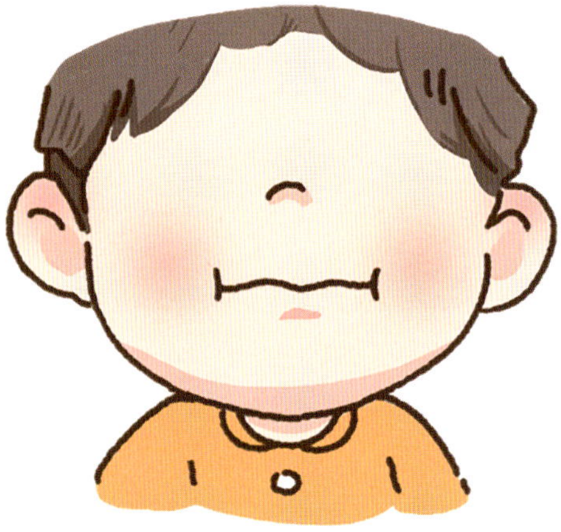

抿住双唇后，尽量不要露出唇红。

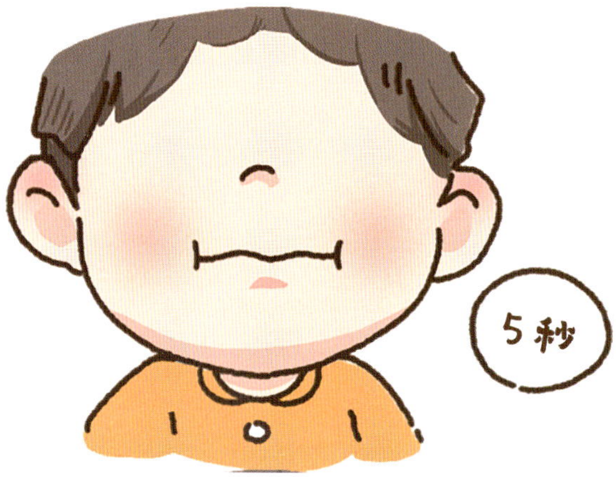

保持 5 秒后松开。

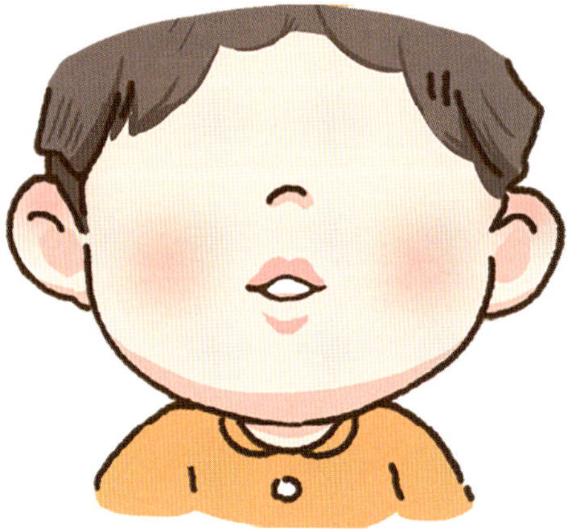

松开双唇后，有力地发出“啵”声。

方法三：口唇含物

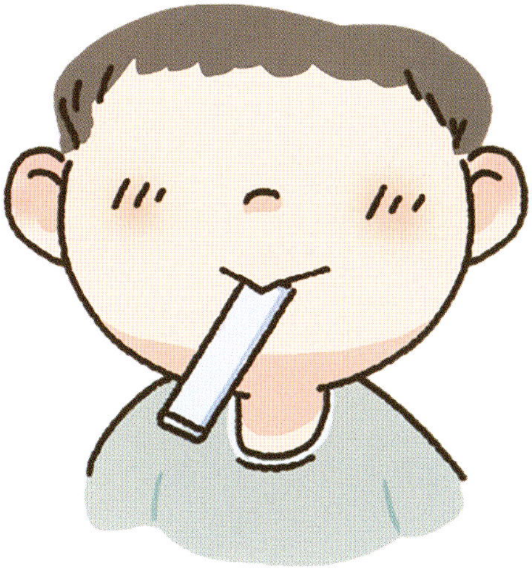

用上下嘴唇含住一张小纸片（双唇内翻）。

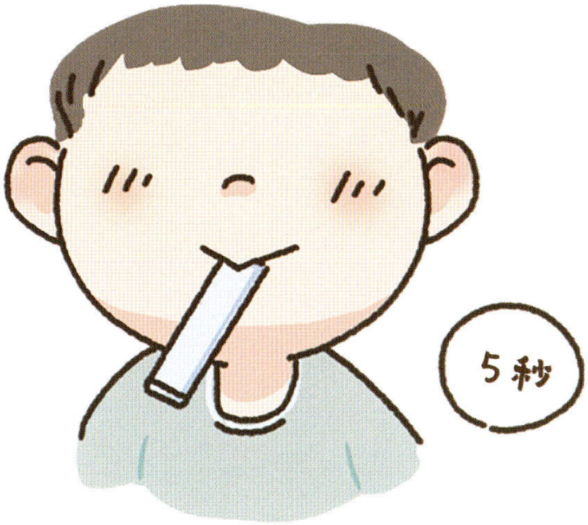

保持 5 秒。

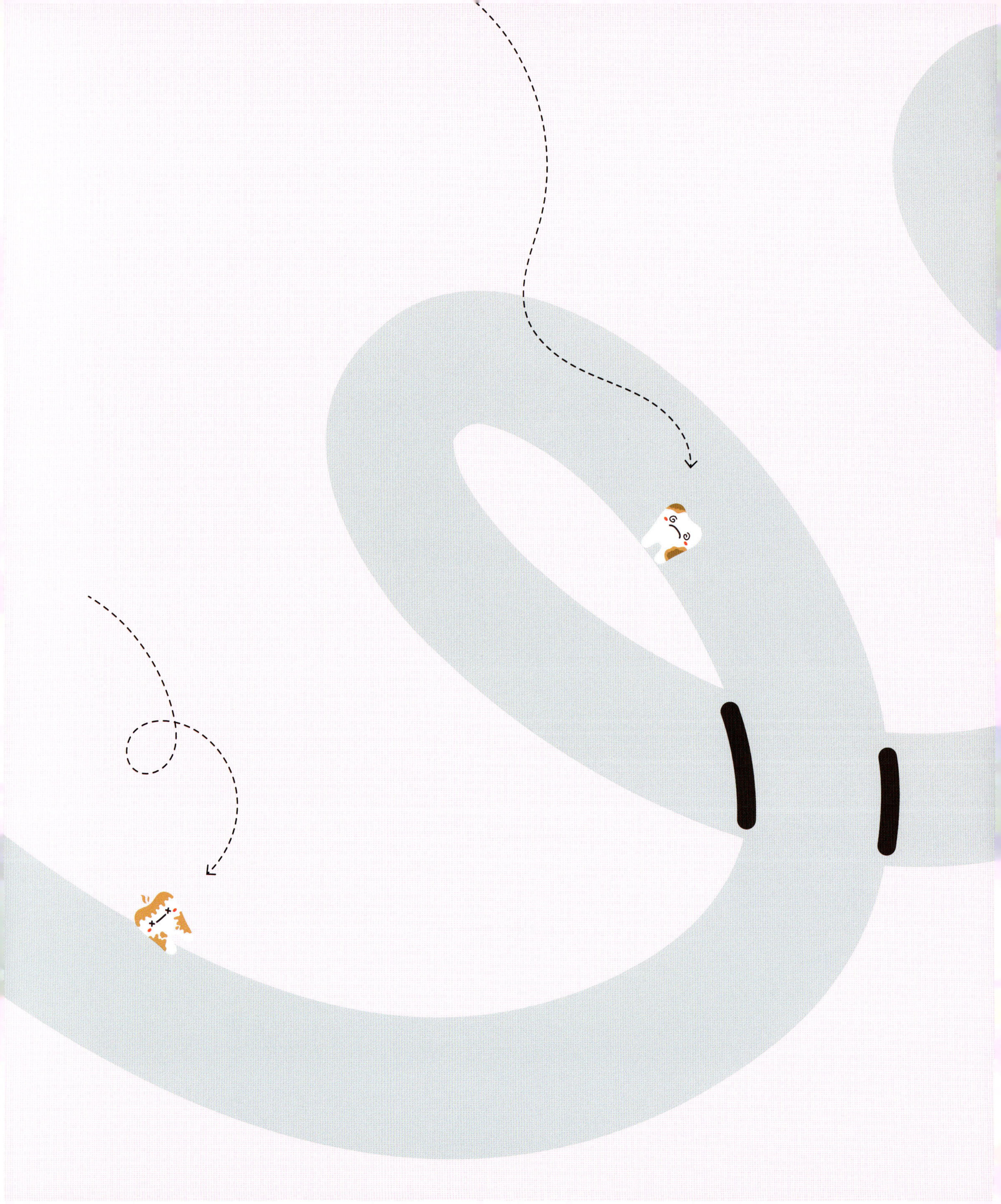

第三部分

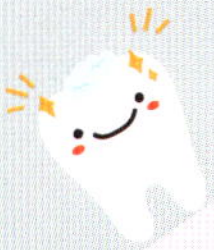

口腔不良习惯的健康宣教

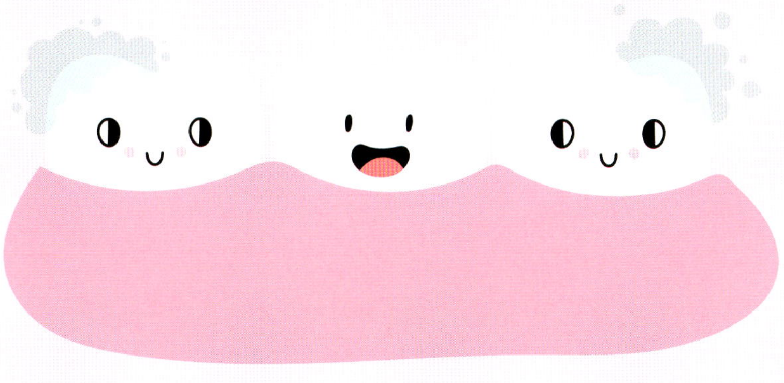

01

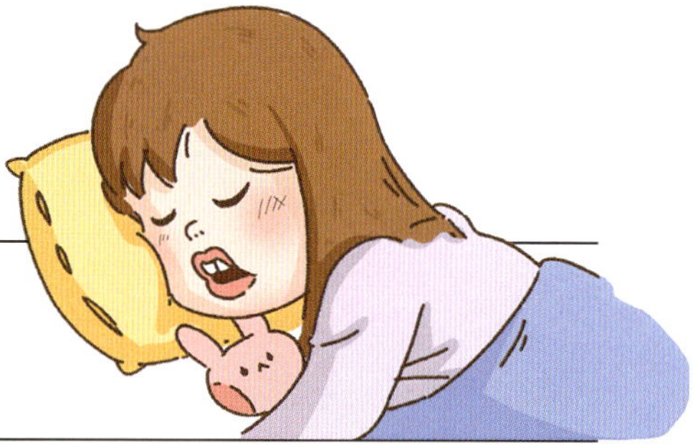

口呼吸习惯及防治原则

口呼吸习惯

生理情况下，绝大部分气体通过鼻腔进入肺部，完成气体交换；各种原因致气流部分或全部经由口、咽、喉进入下气道，称为口呼吸，长期如此称为口呼吸习惯。

口呼吸就是通过口腔进行呼吸，正常人呼吸都是通过鼻腔，但如果患有鼻炎、扁桃体肥大等鼻腔疾病，鼻腔就会狭窄甚至堵塞，这时候就只能通过口腔进行呼吸。长期习惯口呼吸，就会减少鼻腔使用，从而导致面部形态发生改变，例如上牙前突、牙列不齐、唇肌松弛、开唇露齿等。

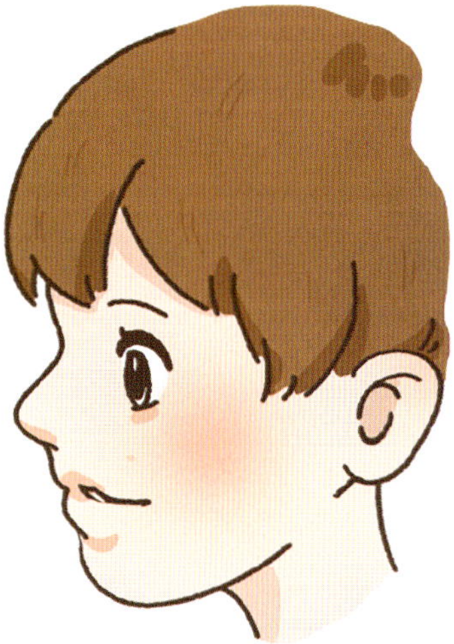

正常

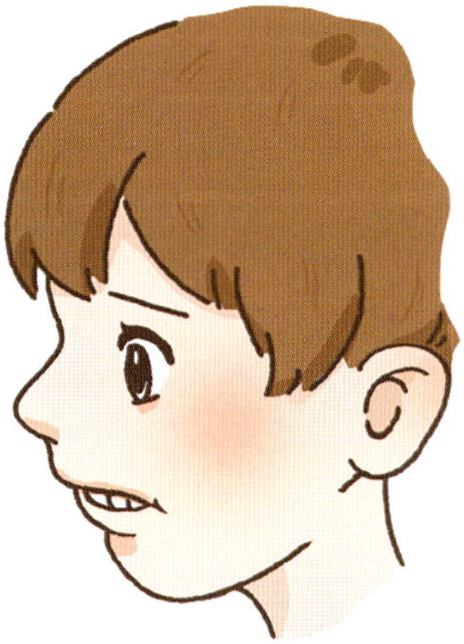

口呼吸

防治原则

1. 需明确诊断是否存在的鼻、咽及上呼吸道疾病： 与耳鼻咽喉科、儿科、呼吸内科、睡眠医学等学科密切合作，严格谨慎把握腺样体、扁桃体切除术的手术指征，解除鼻、咽及上呼吸道阻塞的病因。

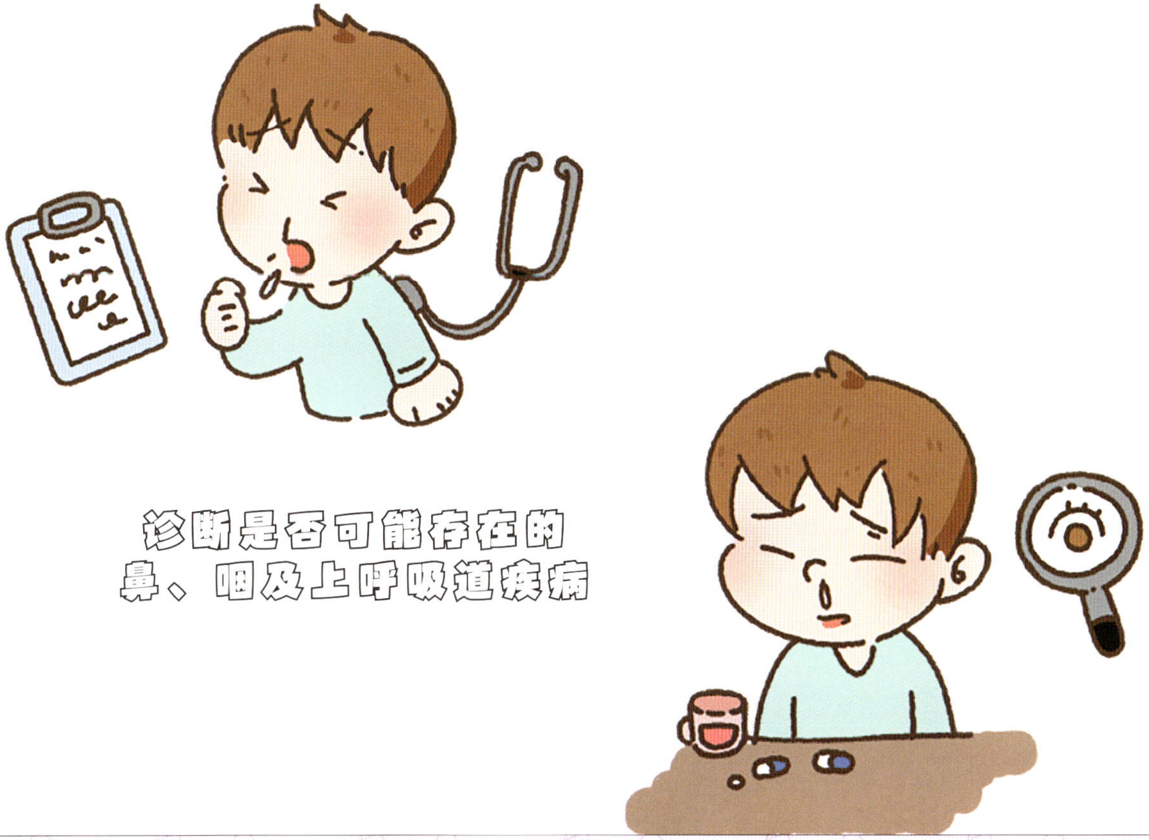

2. 对维持口呼吸习惯持续时间不长、错㿻畸形尚不严重的患儿：可于解除阻塞后教育患儿训练鼻呼吸，并采用闭口贴、前庭盾等简单装置纠正口呼吸习惯。

3. 对于 10 岁以上者：若口呼吸习惯形成较久且已引起明显错㿻畸形，则需采用综合性手段矫治错㿻畸形，同时纠正口呼吸习惯。

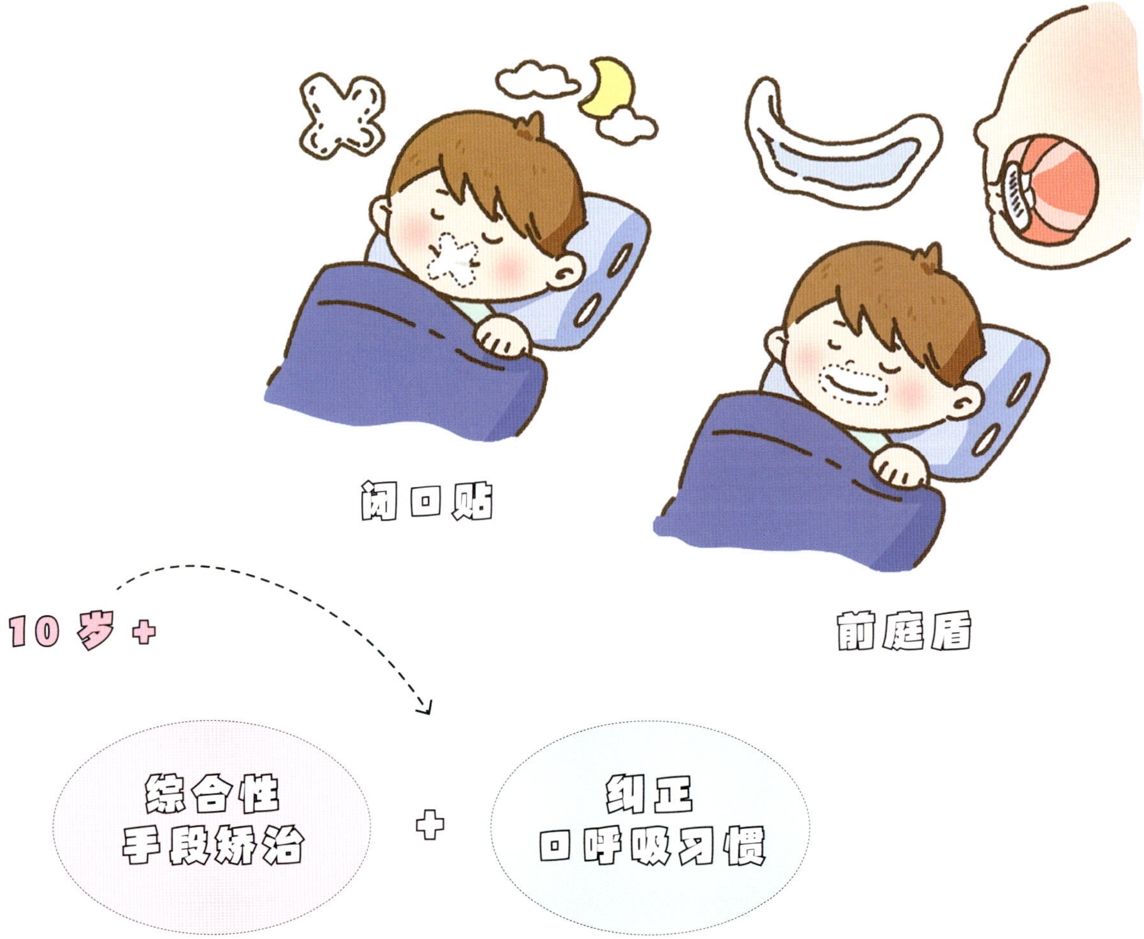

02

吮咬习惯及防治原则

吮咬习惯

吮拇指：可造成上前牙向嘴唇方向倾斜、下前牙向舌头方向倾斜、上下前牙没有咬合。

吮其他手指：多导致下颌过度前伸，进而造成前牙切对切或反𬌗。

吮食指或小拇指：可能存在局部开𬌗。

吮咬颊部：过大的颊肌压力可阻碍牙弓宽度发育，使上下牙弓狭窄，下颌后缩；或因颊部软组织被吸吮进入上下牙弓之间，导致后牙开𬌗。

吮咬其他物体：多为咬笔、咬指甲等习惯，在咬物的位置上常呈局部开𬌗。

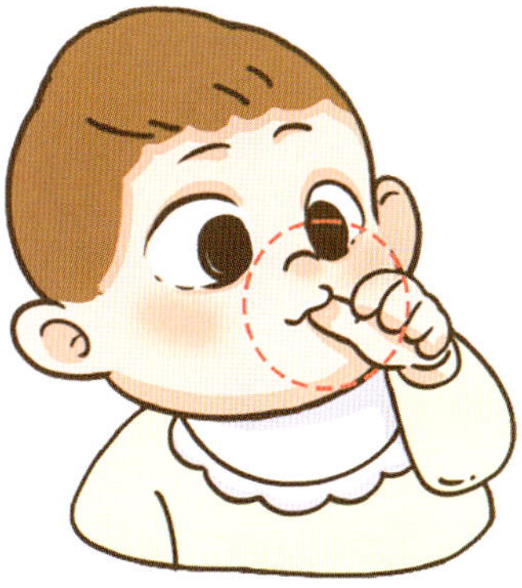

吮拇指

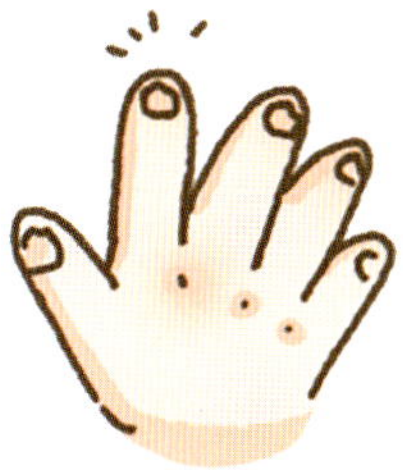

吮其他手指

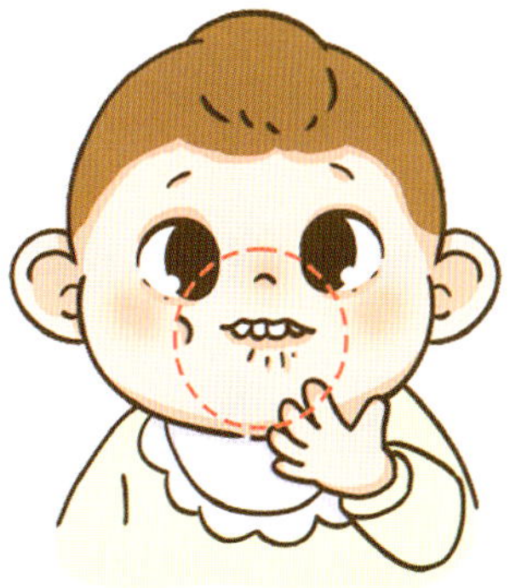

吮咬颊部

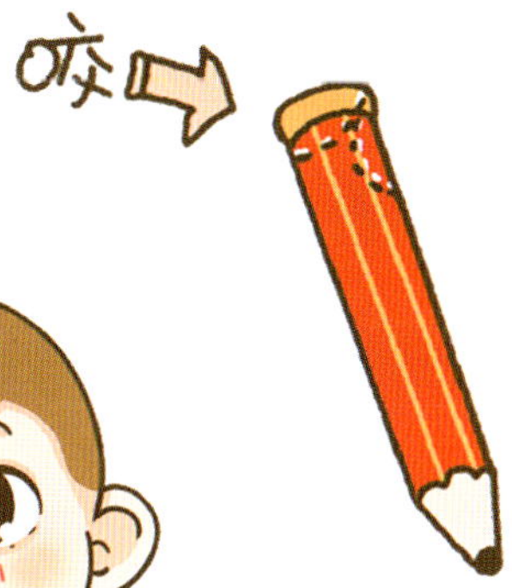

咬笔

防治原则

吮咬习惯常发生于婴幼儿时期，儿童由于无意识吮吸、过早断奶或缺乏与家人的情感交流，常在哺乳时间外或睡眠时吮吸颊部、手指及其他异物。这种吮咬活动若于3岁前消失，则一般不会造成不良后果；但若持续至5～8岁，则属于口腔不良习惯，应及时纠正。

婴幼儿时期

注意改进喂养方法，如通过母乳喂养减轻孩子心里的不安，或在口中放入奶嘴形橡皮乳头加以安抚；也可将吮吸的手指戴上指套，或涂抹黄连素以阻断吮咬习惯。可通过讲道理的方法，调动孩子自身积极性，使其自行改正口腔不良习惯。若难以通过行为引导纠正，则应及时戴用能破除不良习惯的矫治器，例如颊屏、唇挡、前庭盾、腭网等。

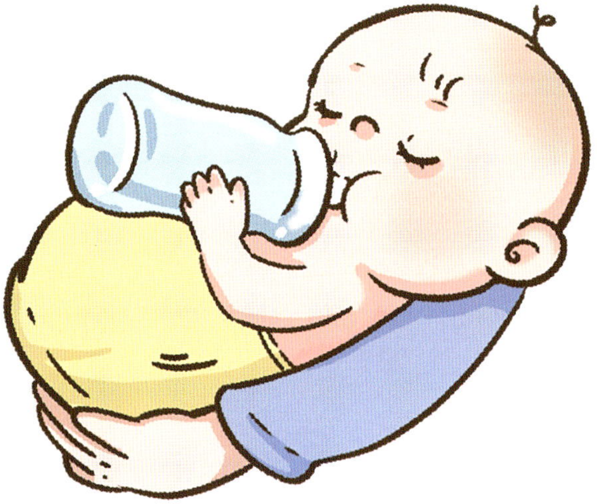

生长发育高峰期

若吮咬习惯已造成继发性牙颌面畸形，则应在去除病因的前提下，在恰当的时机使用合适的正畸手段进行矫治。例如，对处于生长发育高峰期或高峰前期的孩子，可使用激动器、殆垫式双曲舌簧矫治器等功能矫治器。

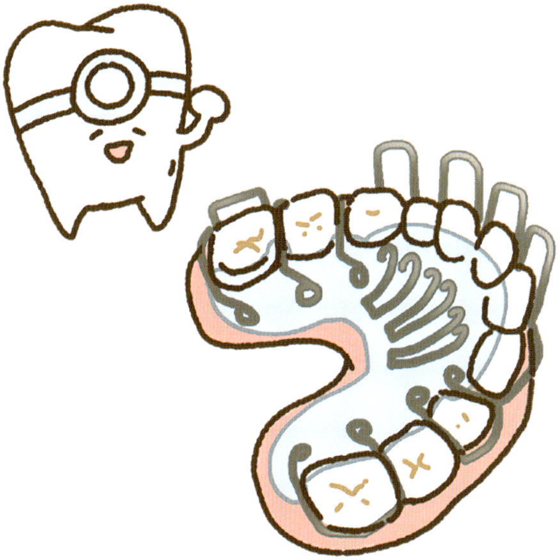

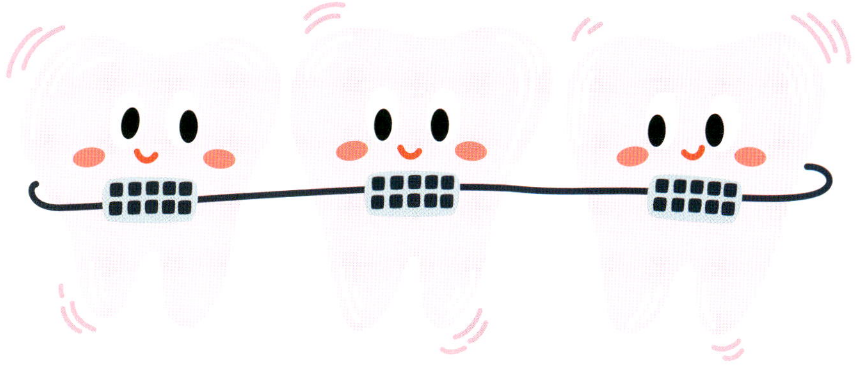

03

常见的不良唇习惯及防治原则

咬上唇习惯

咬上唇习惯常表现为下颌前突、前牙反殆。

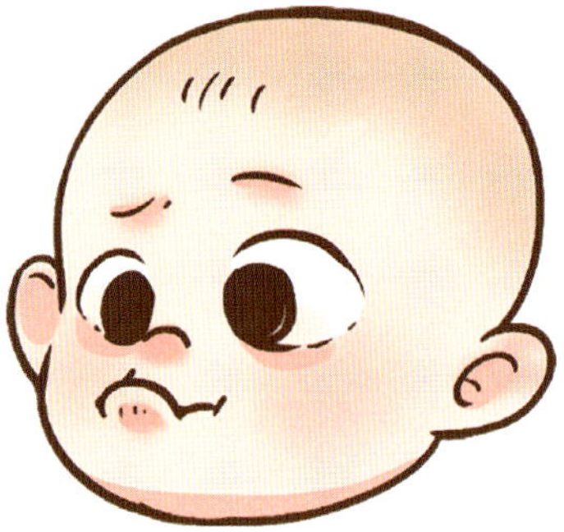

咬下唇习惯

咬下唇习惯临床上较常见，常表现为上前牙前突、下颌后缩。

防治原则

1. 针对咬上唇习惯，临床常可制作反向唇弓矫治器破除咬唇习惯。

2. 针对咬下唇习惯，可制作唇挡、唇弓焊接指簧等矫治器。其中下颌唇挡是阻断咬下唇习惯的常见方法，近年上前牙舌侧扣以及无托槽隐形矫治器的舌侧空泡也被用以纠正咬下唇习惯。

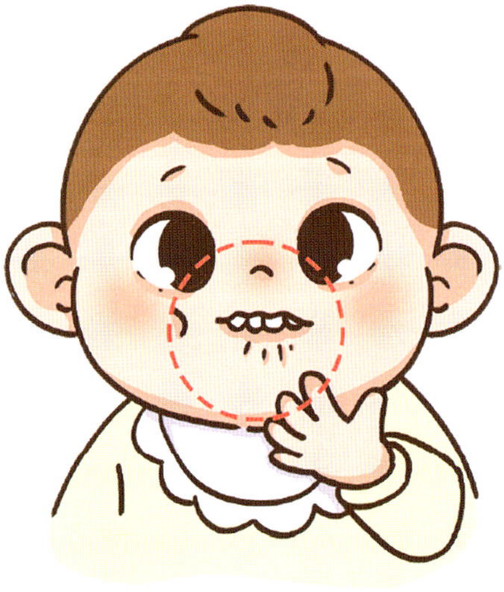

04

常见的不良舌习惯及防治原则

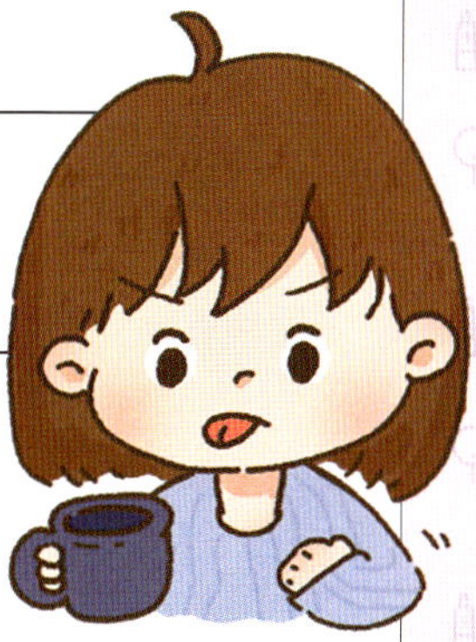

吐舌习惯

吐舌习惯分为原发性吐舌习惯和继发性吐舌习惯，前者常由异常吞咽等不良习惯导致，多伴开骀；继发性吐舌也可由吮指等习惯致开骀。

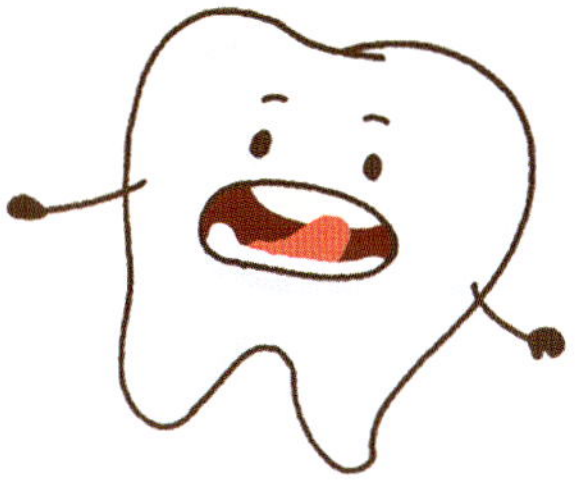

伸舌习惯

慢性扁桃体炎、慢性咽喉炎和阻塞性睡眠呼吸暂停低通气综合征等疾病的患儿，为使呼吸道通畅，不得不将舌体伸向前方，这也可引发不良的伸舌习惯。

异常吞咽习惯

婴儿式吞咽是婴儿乳牙萌出前的吞咽方式。牙齿萌出完成后，儿童仍保持婴儿式吞咽动作进行吞咽则为异常吞咽。

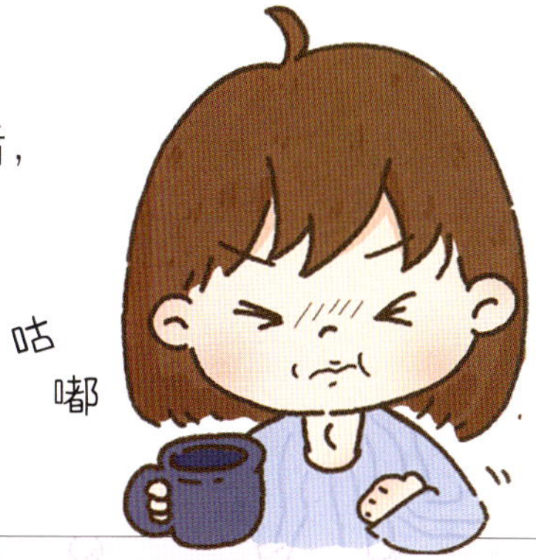

舔牙习惯

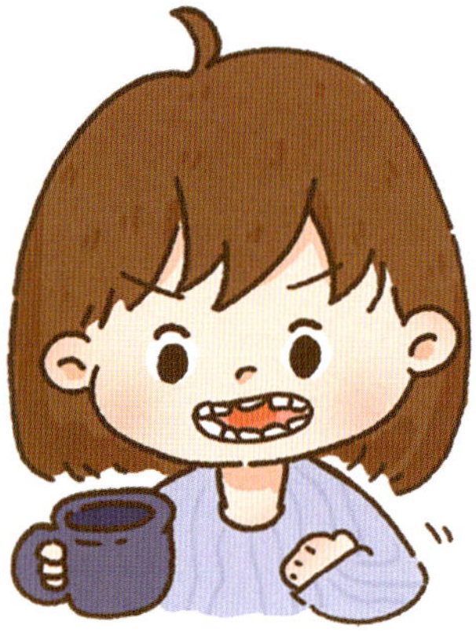

舌尖常舔舐上下前牙舌面，可加大舌肌向外的作用力，造成唇颊肌与舌肌的肌力不平衡，促使前牙向唇侧倾斜，并出现牙齿间隙，引起的畸形因所舔舐部位而异。

发音舌位异常

此种舌习惯没有吐舌或伸舌习惯明显，主要表现为说话发音时舌体上抬，舌尖部靠近或顶住上下颌切牙舌腭侧，类似于发汉语拼音“d”“t”等。

防治原则

1. 去除扁桃体过大、慢性扁桃体炎等诱发舌不良习惯的病因。
2. 教育孩子改正不良吞咽和吐舌习惯，教导其正常的吞咽方法以及发音时舌体的正确位置。
3. 同时配合舌肌功能训练，必要时可做腭刺、舌刺等破除伸舌习惯。
4. 治疗舌习惯时，还应注意通过正畸方法关闭间隙，以阻断舌进入上下前牙间的空隙区。
5. 进行闭唇训练有助于重建口腔内外肌力平衡，对矫治不良舌习惯导致的牙齿间隙也有积极作用。

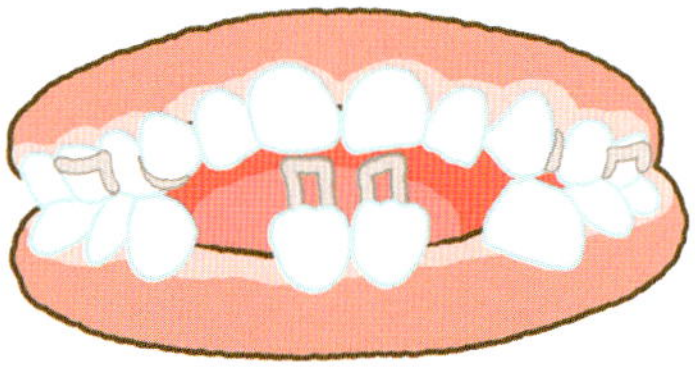

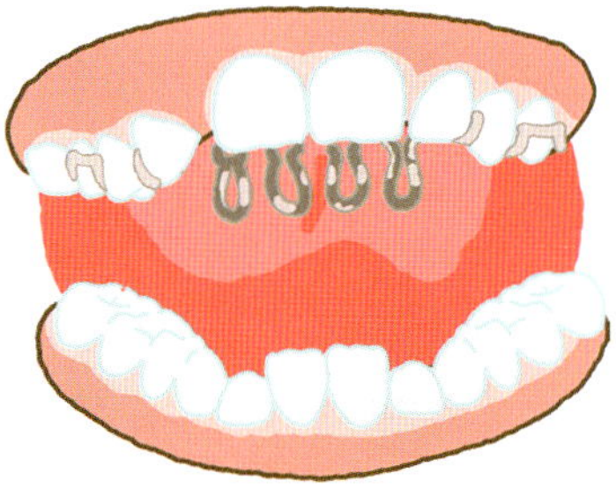

05

偏侧咀嚼习惯及防治原则

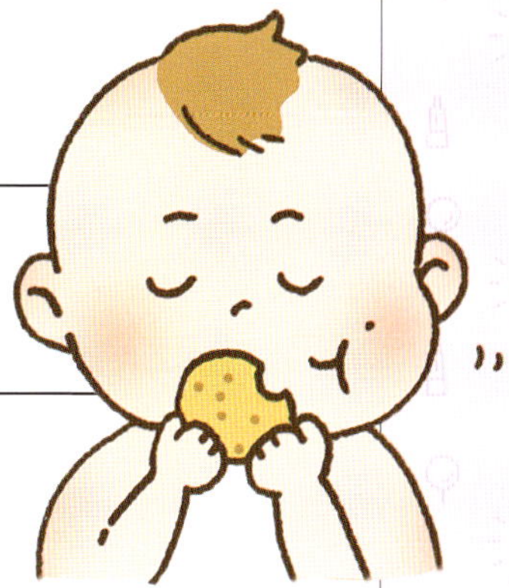

偏侧咀嚼习惯

由于一侧后牙有严重龋坏或乳恒牙早失，造成该侧不能咬合，无法进行正常咀嚼，只能用健侧咀嚼食物。患儿长期偏侧咀嚼可致面部不对称、下颌偏斜、锁𬌗、反𬌗等问题。

防治原则

早期矫治方法主要为治疗诱发偏侧咀嚼的龋坏牙齿，修复牙体、牙列缺损，恢复失用侧咀嚼功能。并嘱患儿进食时有意识地使用失用侧咀嚼，1 个月后逐渐过渡至双侧咀嚼，餐后还可使用失用侧咀嚼口香糖 20 分钟进行训练。

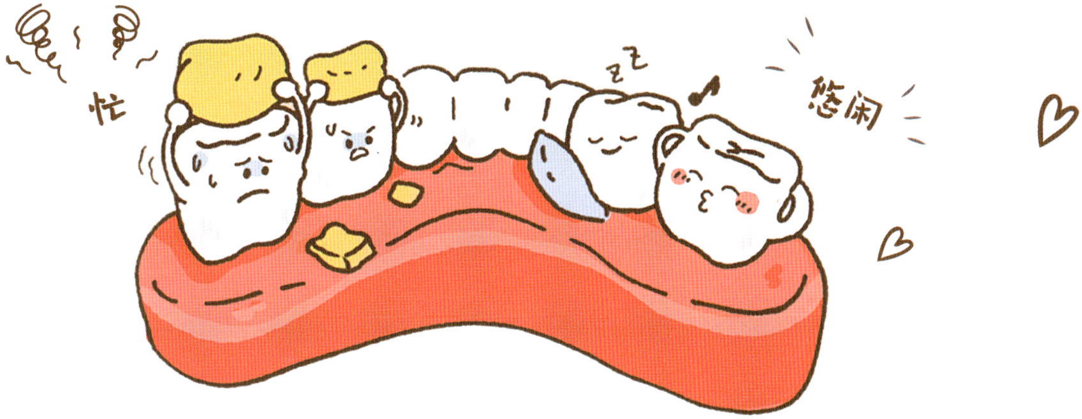

06

体态及睡姿异常带来的问题

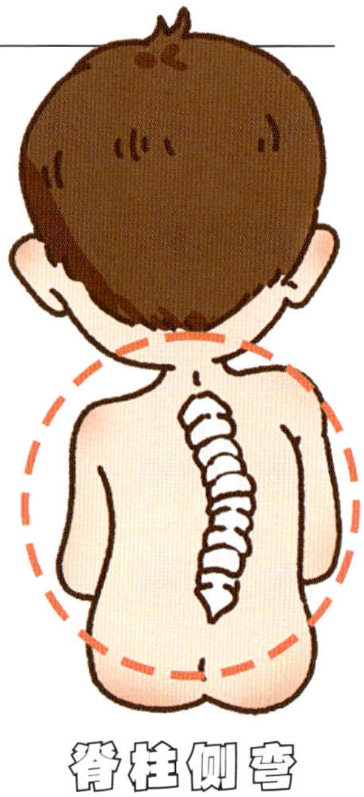

已有研究显示，脊柱侧弯者的下颌骨不对称性较高，提示不良脊柱形态可能影响下颌骨发育。

长期采用单侧睡姿或有枕手、枕肘等睡眠习惯也可干扰颌面部正常发育，导致牙列拥挤或影响面部对称性。

体态不良（如高低肩、骨盆侧倾、脊柱侧弯等）及睡眠姿势不良可一定程度导致颌面部发育异常，应向家长科普儿童正确睡姿等方法，纠正异常体态及睡姿，避免影响颌面部发育或形成恶性循环，给身体造成更大危害。若体态及脊柱问题较严重，则应建议在早期矫治的同时进行脊柱畸形纠正。

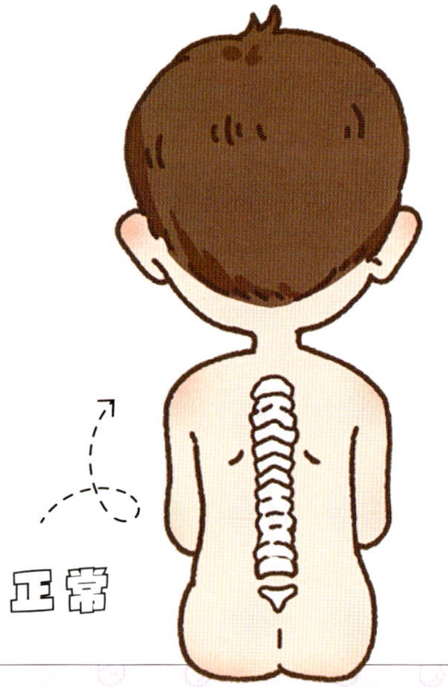

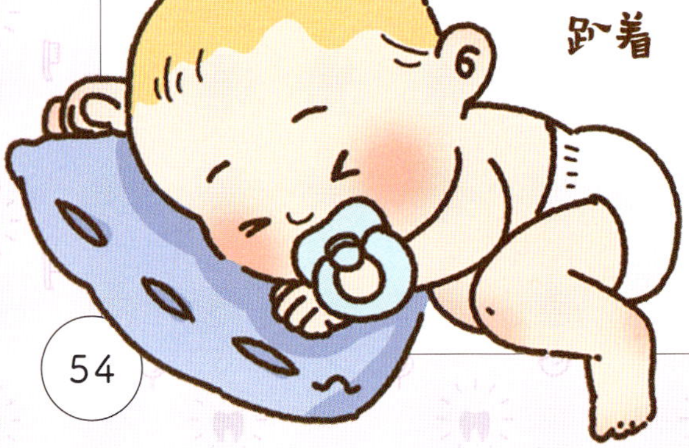

07

正畸

很多家长会好奇，到底什么时候适合带孩子来正畸科检查治疗呢？家长会担忧由于自己的原因而错过孩子的最佳治疗时期。

家长可以在以下时期带孩子到正畸科随访检查，做到早检查、早干预。

适合到正畸科随访检查的年龄段

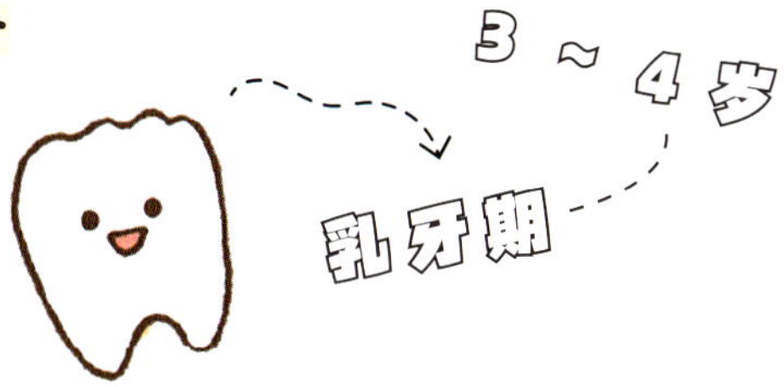

乳牙期：3 ~ 4 岁。

替牙早期：下门牙替换后，7 岁左右。

替牙晚期：剩余 2 ~ 4 颗乳牙未替，9 ~ 10 岁。

恒牙期：全部牙齿都替换完成，12 岁。

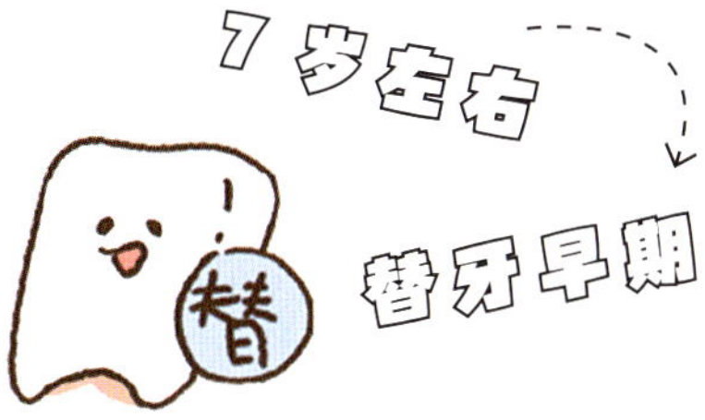

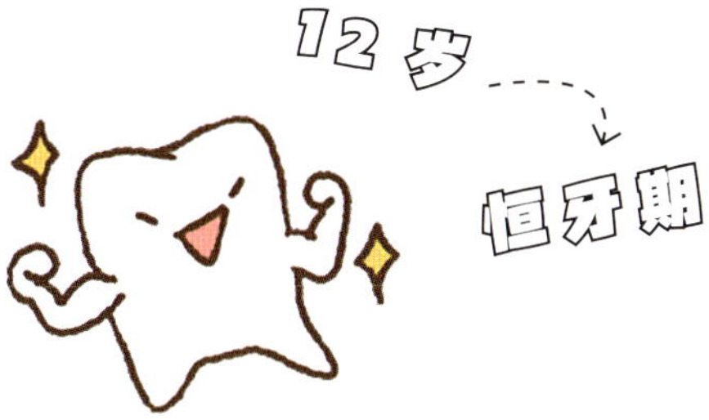

08

不佩戴矫治器的危害

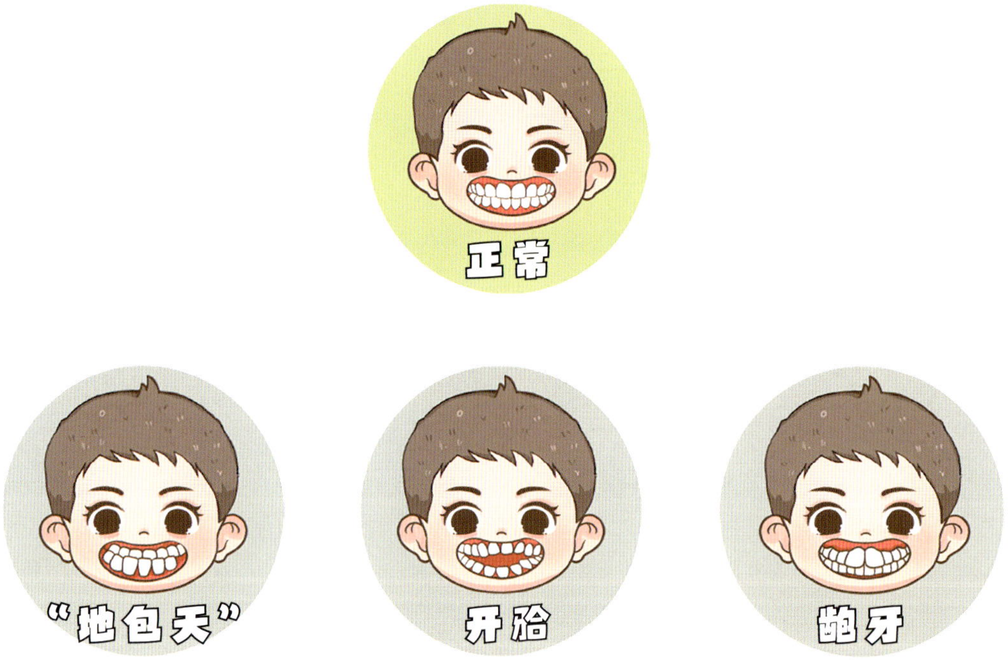

“地包天”、开殆、龅牙，这是目前临床常见的几种口腔问题，很多家长会好奇，发生这种情况不干预、不佩戴矫治器治疗会有严重的后果吗？从孩子生长发育来说，不正常的咬合关系会影响到孩子的进食与脸型发育，进而可能会影响孩子营养的摄入及心理健康发展。尤其需要注意的是，在替牙晚期（剩余 2 ~ 4 颗乳牙未替、9 ~ 10 岁时、青春发育期刚开始）及时干预能最大限度地改善孩子脸型不美观的问题。例如，乳牙反殆或开殆，孩子前牙不能咬断面条；下巴短小的孩子呼吸道不通畅，影响身体发育。

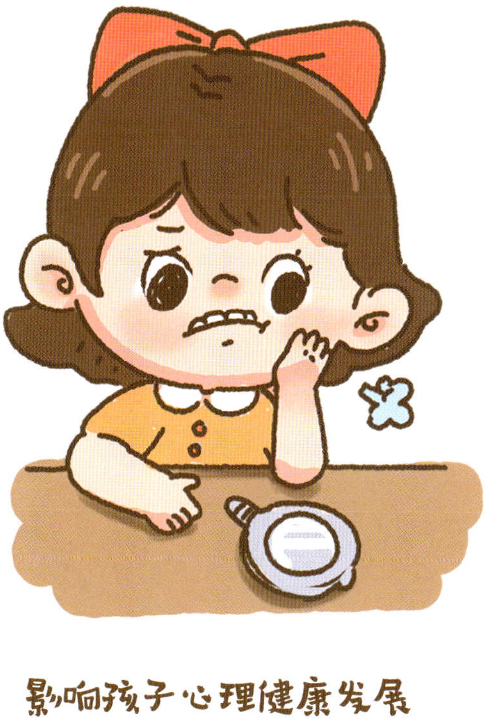

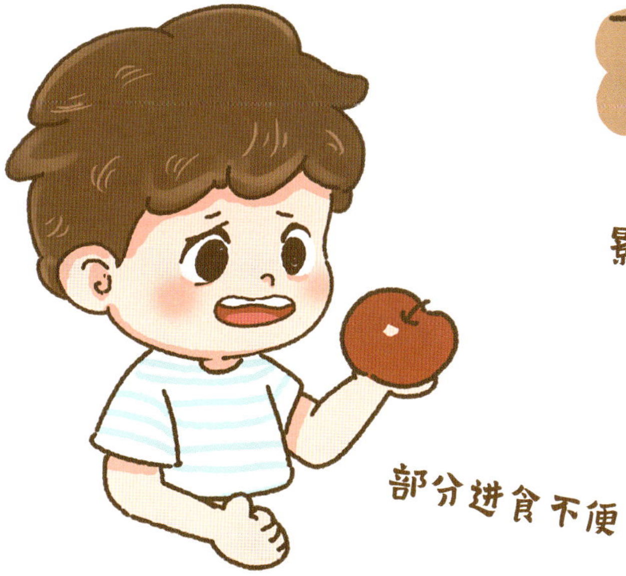

09

正畸前的准备工作

在正式开始治疗前，医生会需要拍片、制作牙齿模型、拍照等，测量评估方案，再定做及安装矫治器。

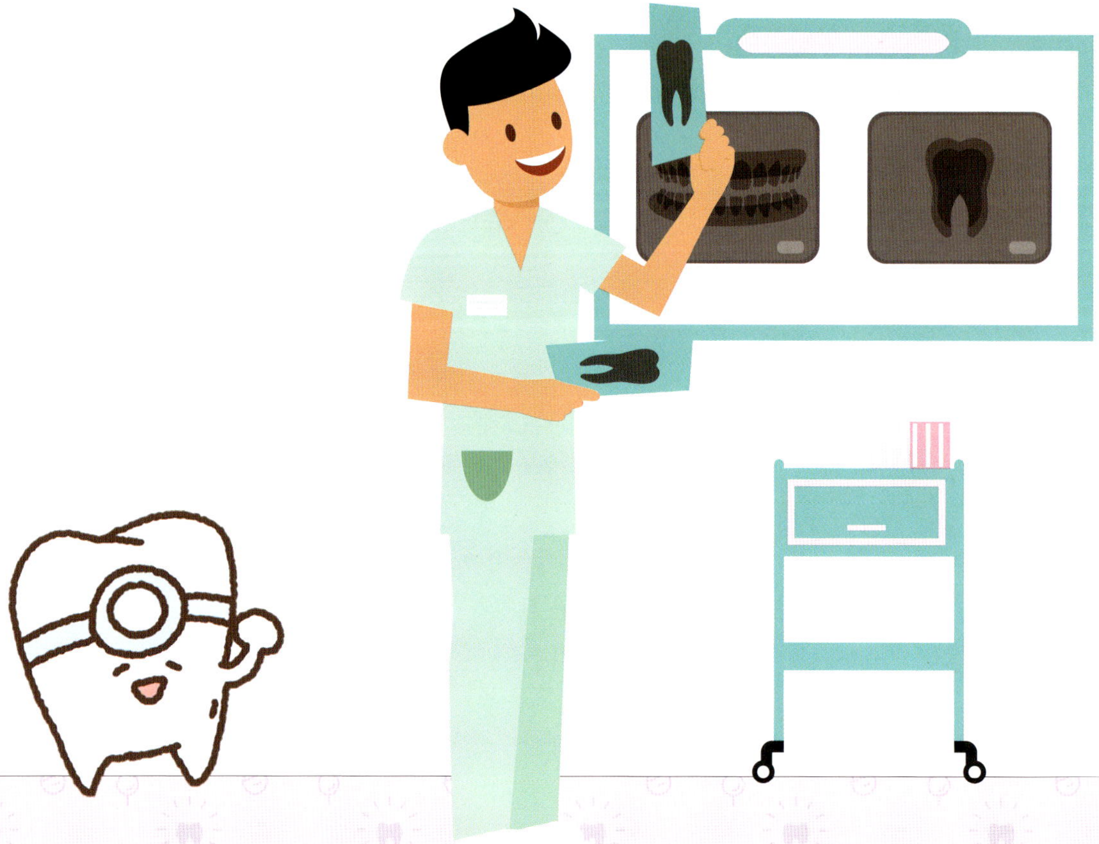

10

常用矫治器类型

目前，我们临床会根据孩子的情况及依从性配合使用不同的矫治器进行治疗，譬如以下4 种不同类型的矫治器：

功能矫治器

唇侧固定矫治器

无托槽隐形矫治器

舌侧固定矫治器

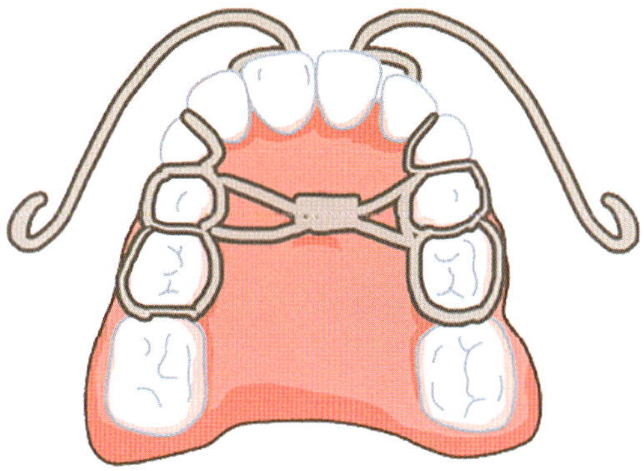

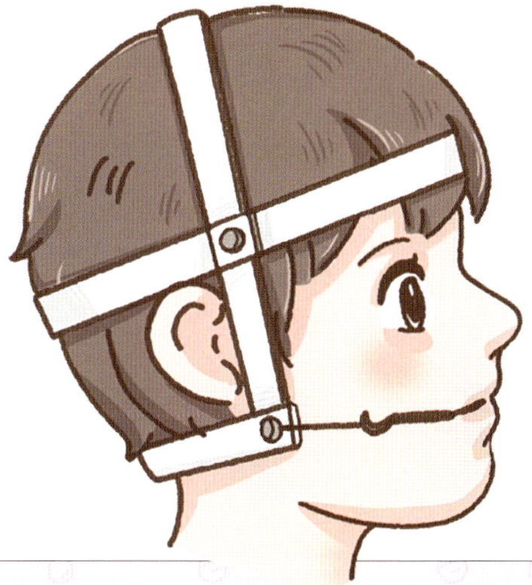

功能矫治器

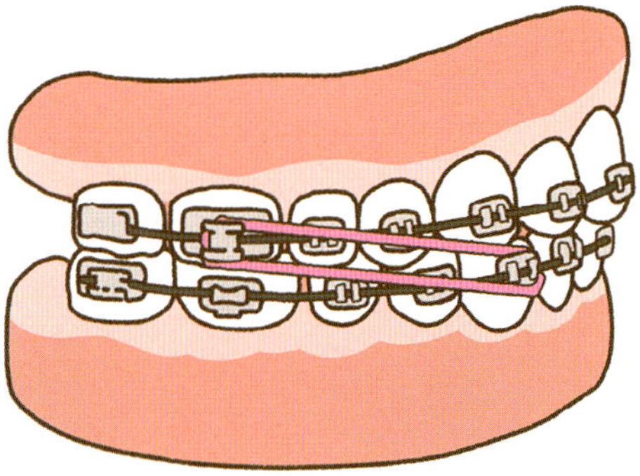

唇侧固定矫治器

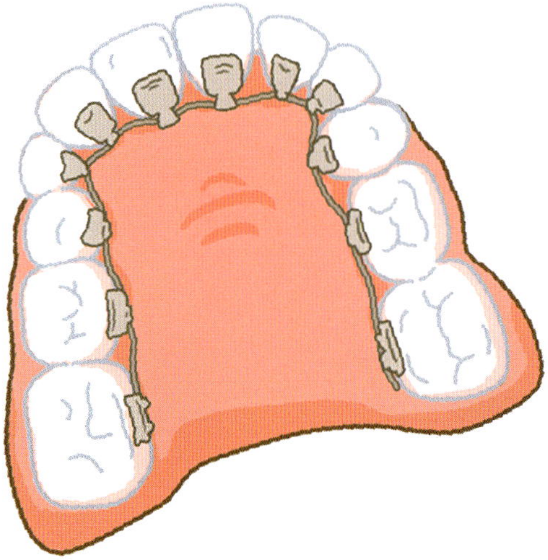

舌侧固定矫治器

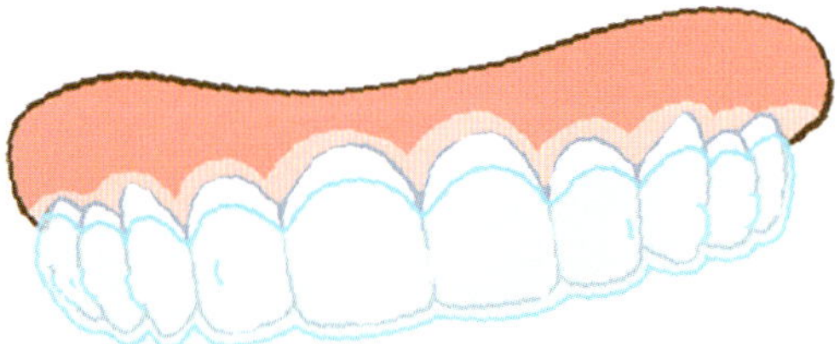

无托槽隐形矫治器

11

固定与隐形矫治器的利弊

很多家长会好奇到底是固定矫治器好还是隐形矫治器好呢？其实两种不同的矫治器各有利弊。

固定的好处

适合自律性差者，矫治器固定在牙齿上无法自行取下，可以提供持续稳定的矫治力。

固定的弊端

舒适度差，不利于清洁，对于饮食要求高，矫治器容易脱落而增加复诊频率。

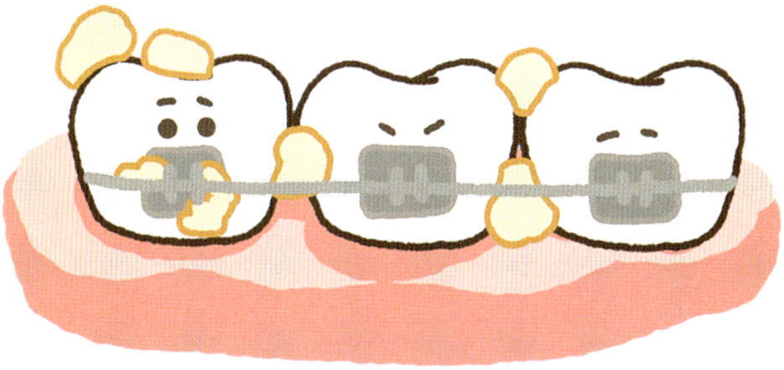

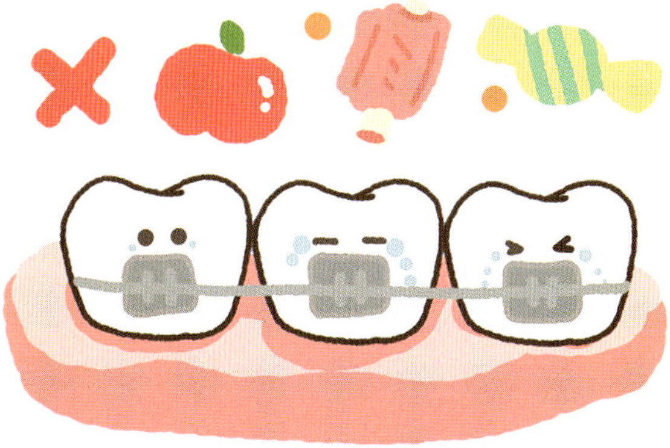

隐形的好处

舒适度高，美观性好，便于清洁，复诊频率低。

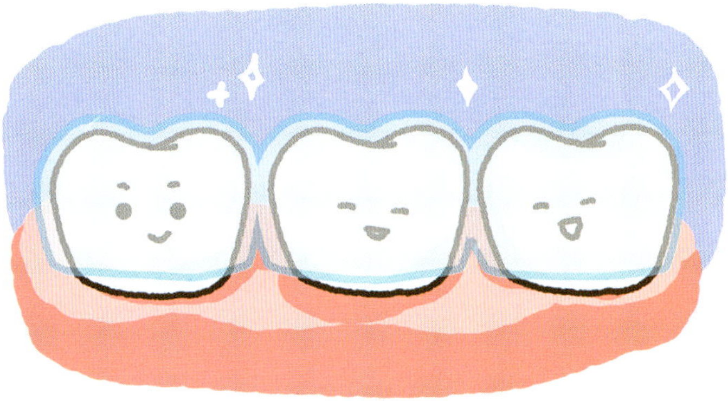

隐形的弊端

自律性及依从性差者容易导致矫治效果差、周期长。不建议进食及喝饮料时佩戴牙套，任何饮食活动后，都需清洁牙齿，及时佩戴牙套。

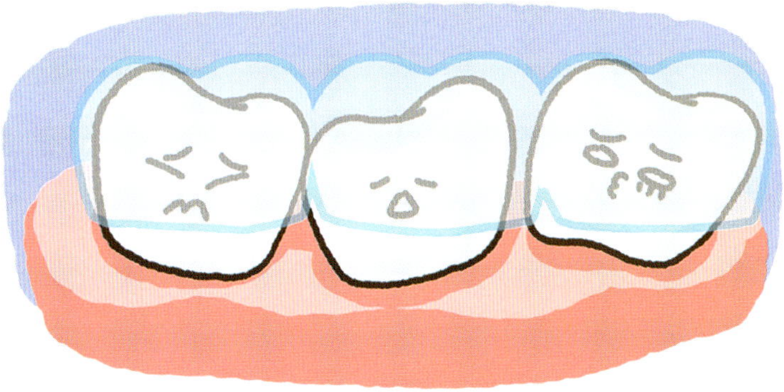

12

矫治的复查周期

总周期

2 ~ 3 年。

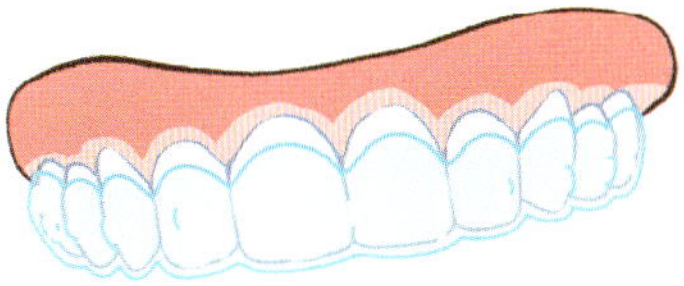

透明保持器

复诊频率

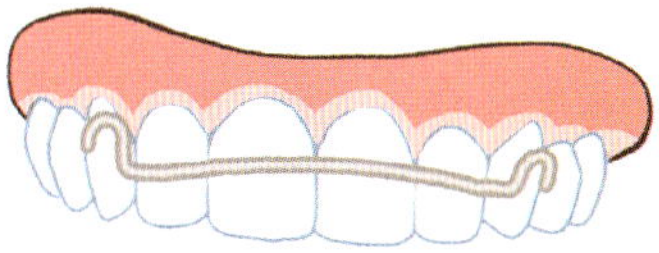

哈雷保持器

固定矫治：4 ~ 6 周复诊。

功能矫治及隐形矫治：2 ~ 3 个月复诊。

2 ~ 3 年矫治治疗结束则进入保持阶段，需要遵医嘱佩戴保持器以防止复发。

随着年龄的增长以及日常进食，牙齿会终身存在生理性移动。矫治结束的即刻是我们牙齿美观最好的状态，为了维持这个状态，医生在矫治结束后会给患者佩戴保持器。

保持器也有多种不同类型，例如透明保持器、哈雷保持器及舌侧保持器。

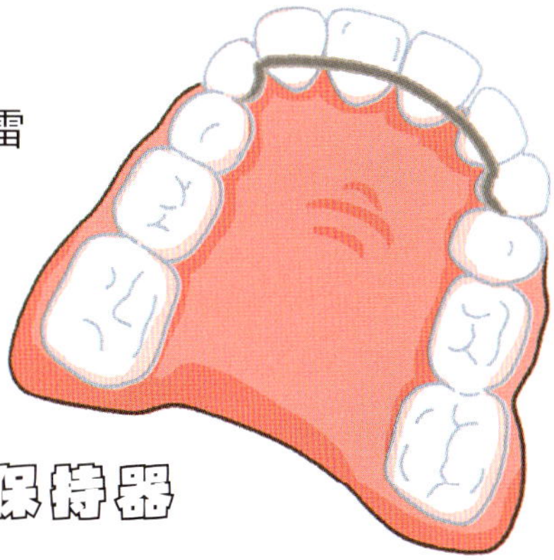

舌侧保持器

13

佩戴矫治器过程中可能发生的问题

疼痛及不适

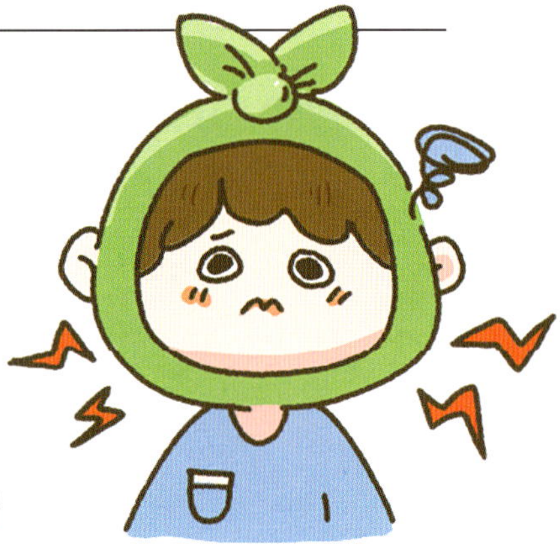

不适疼痛

疼痛及不适也分为以下几点：

第一种：牙齿酸软，感觉使不上力，常见于复诊加力之后。

在吃东西的时候牙齿可能会感觉酸软、使不上力，但是这种情况出现于加力后且可能持续 2 ~ 3 天，之后这种感觉会逐渐消失。若酸软情况消失及不吃东西的时候，牙齿也感觉到疼痛，则需要联系医生到医院检查。

第二种：常见于托槽脱落或者钢丝滑脱戳到黏膜的疼痛。

第三种：常见于矫治器摩擦黏膜导致发生溃疡的情况，疼痛由溃疡导致。

牙套松动

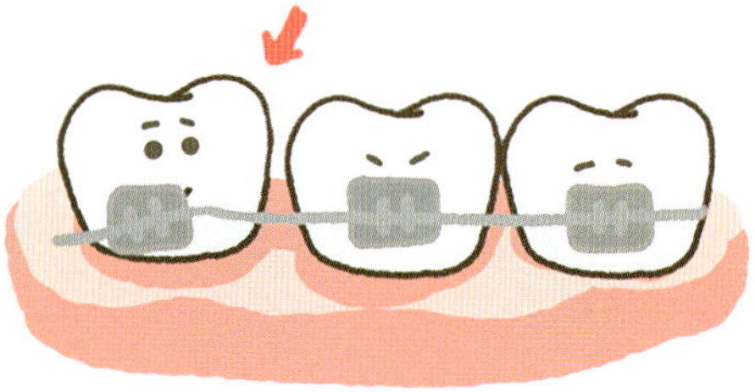

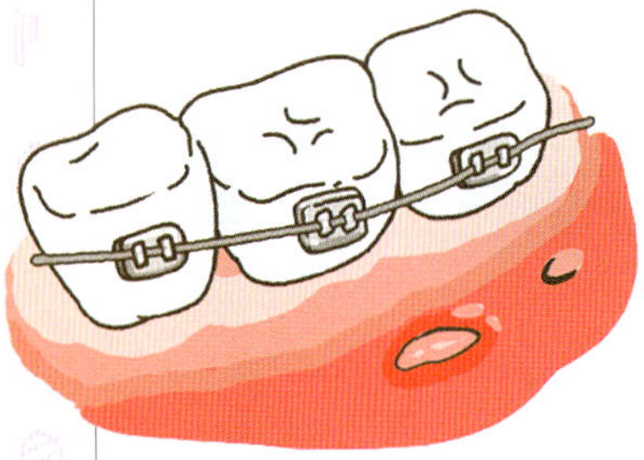

口腔溃疡

牙齿轻微松动

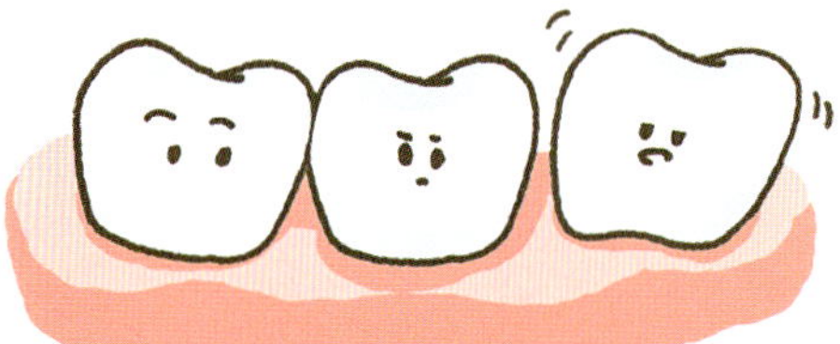

饮食（大块、硬的、黏的食物）导致矫治器脱落

由于矫治器是通过特殊的“胶水”粘在牙齿上的，因此戴矫治器后应该注意避免吃大块、过硬、过黏的食物，防止由于咀嚼力过大导致矫治器脱落。如啃苹果、咬鸡腿、吃年糕或者吃樱桃等带核类的食物。

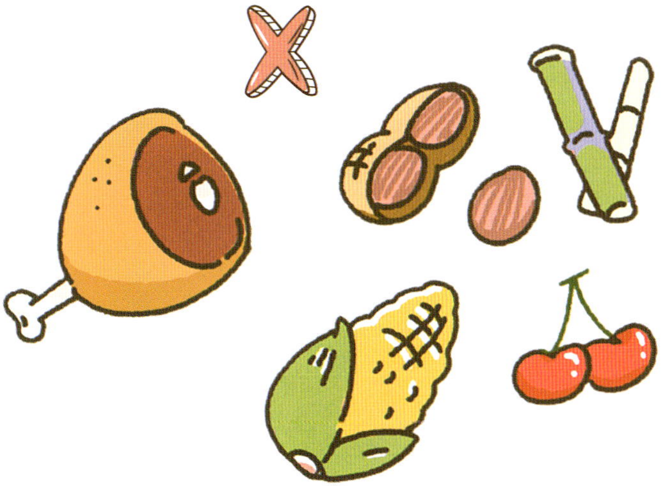

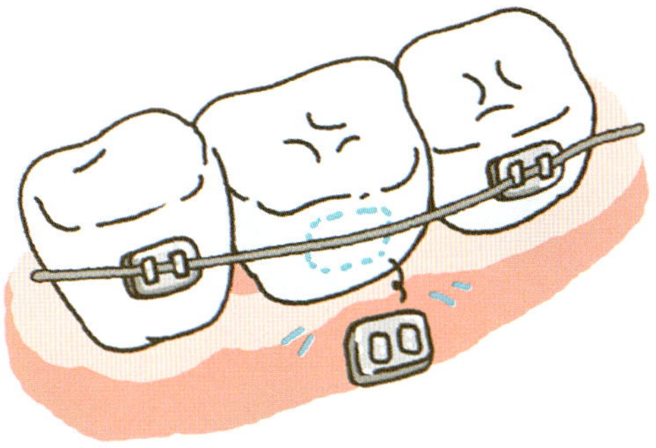

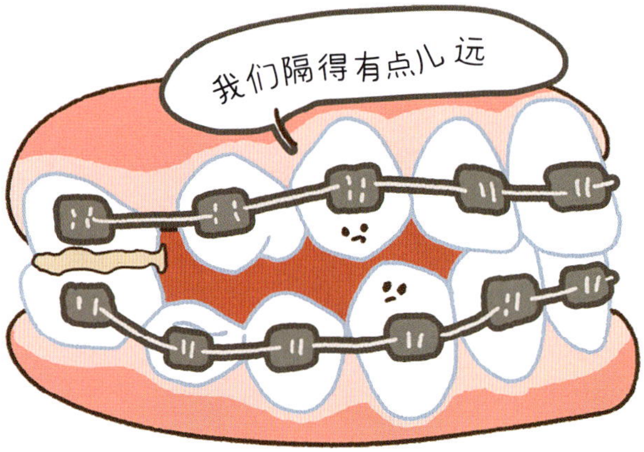

咬合问题

咬合问题

在正畸治疗过程中，可能需要用材料垫高牙齿，以避免牙齿咬到矫治器。进食需要 2 ~ 4 周的时间来适应。

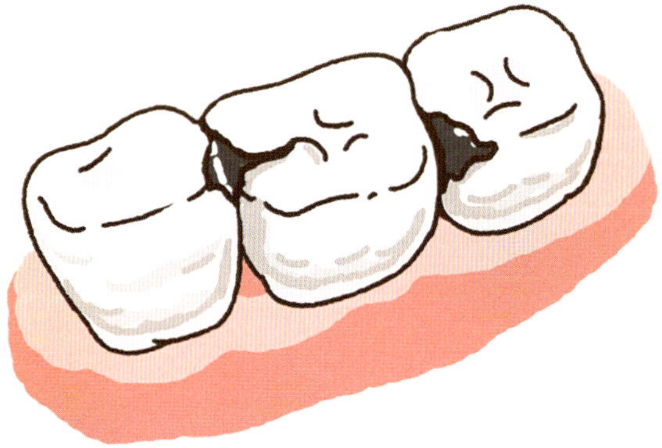

牙齿脱矿龋坏

牙齿脱矿龋坏

在正畸治疗过程中，如果口腔卫生清洁不到位，不好好刷牙，牙齿可能会龋坏脱矿，等矫治器拆了之后会出现“花斑牙”的情况。

植入支抗钉

支抗钉是正畸过程中常见的治疗方式，为了更好地移动牙齿，必须使用牙齿以外的加力点。支抗钉可以提供加力的固定点，有利于帮助移动牙齿。

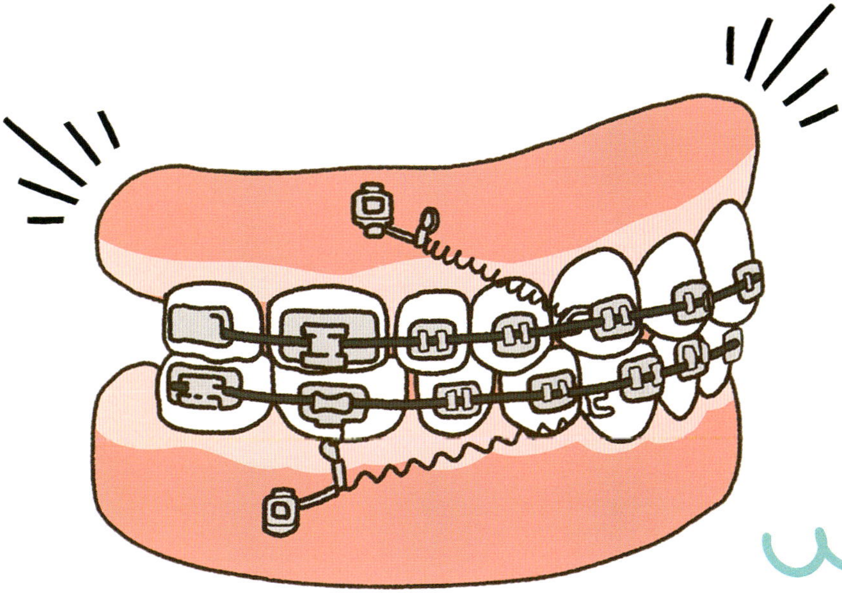

“牙套脸”

由于牙齿受力后酸胀、疼痛，或者由于佩戴矫治器进食受到限制，导致咀嚼肌萎缩，又或者在矫治期前本身颧骨面宽、颊瘦的成年人，咀嚼习惯改变导致面部脂肪流失、体重下降等情况会出现“牙套脸”的面型。

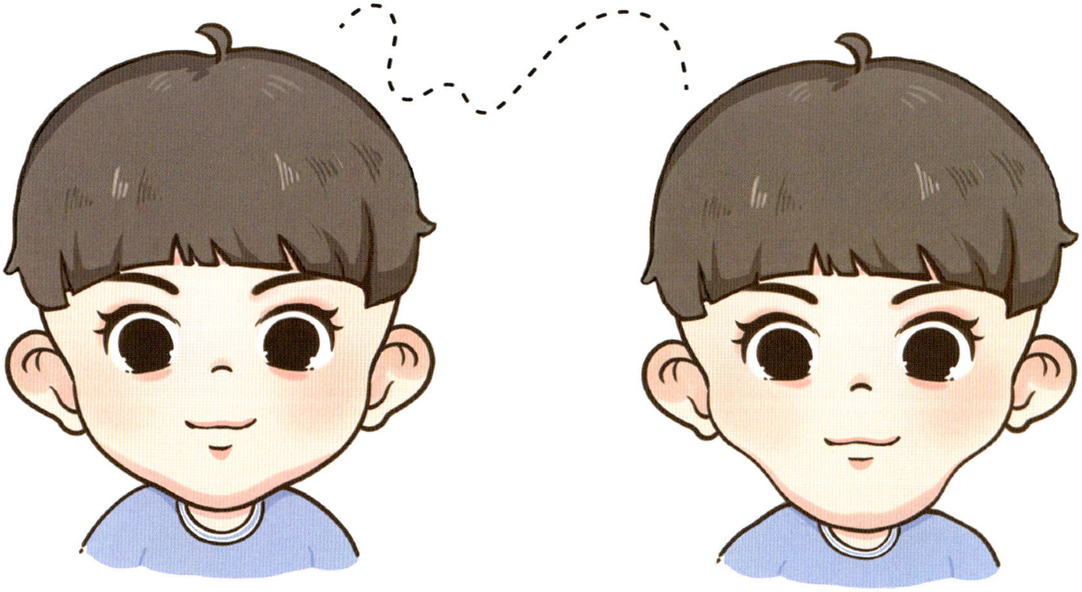

14

单纯正畸不能解决的问题

已经存在的牙周问题

例如，牙龈萎缩、牙槽骨吸收所引起的“黑三角”。

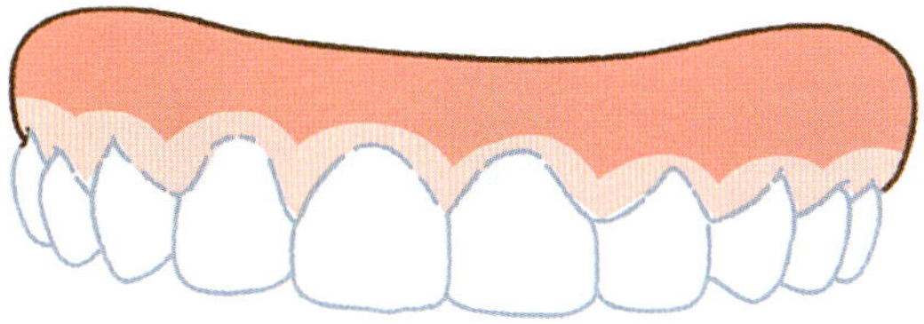

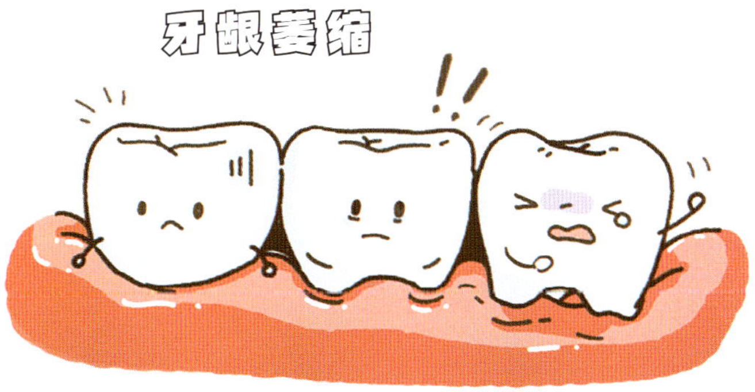

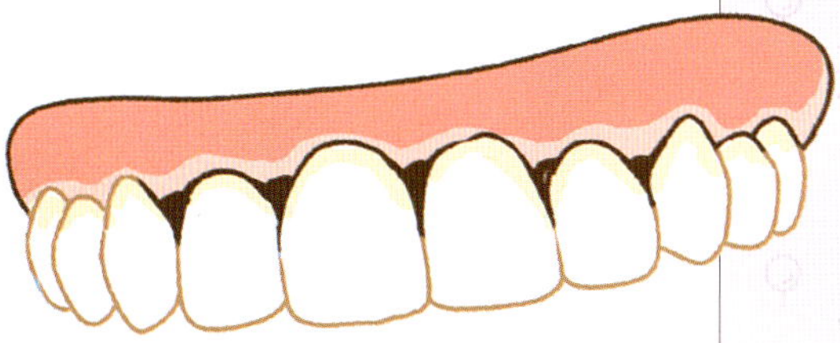

在正畸治疗前需要评估牙周情况

必要时请专业的牙周医生进行系统的牙周治疗。如果是咬合紊乱导致的牙周问题，正畸治疗后可以得到改善，但是其余大部分牙周问题正畸需要联合牙周治疗。

面部软组织问题

面部不对称、微笑时左右侧口角有高低不一等单纯正畸无法改善的问题。当正畸治疗结束后，面下美观度得到了提升，微笑协调时，面中上区域的颧骨及鼻子等问题正畸前后没有改变。

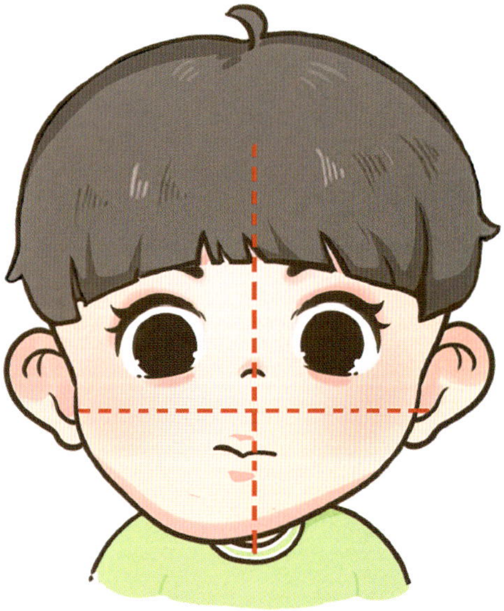

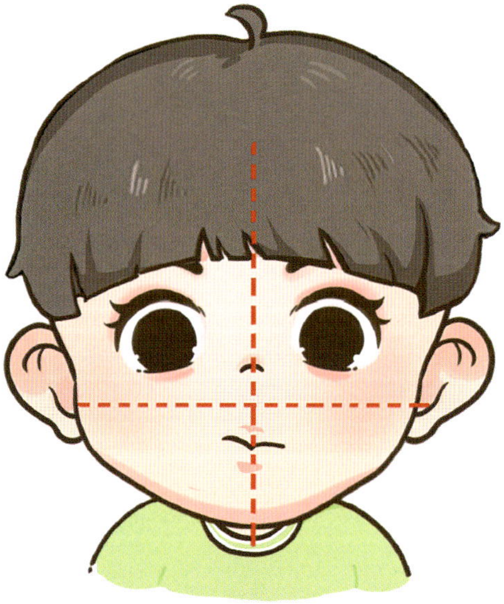

15

唇腭裂术后继发颌骨畸形的外科矫治

临床上最常见的先天性颌面部发育畸形。

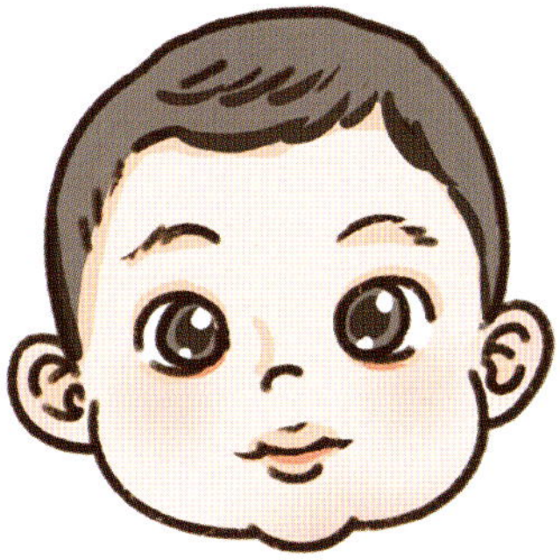

正常面容

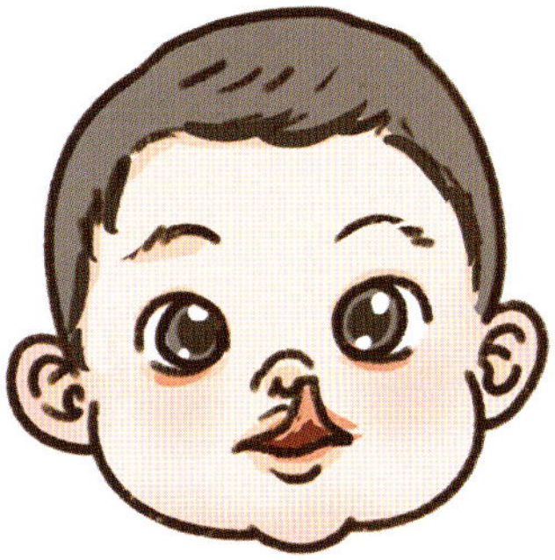

唇腭裂面容

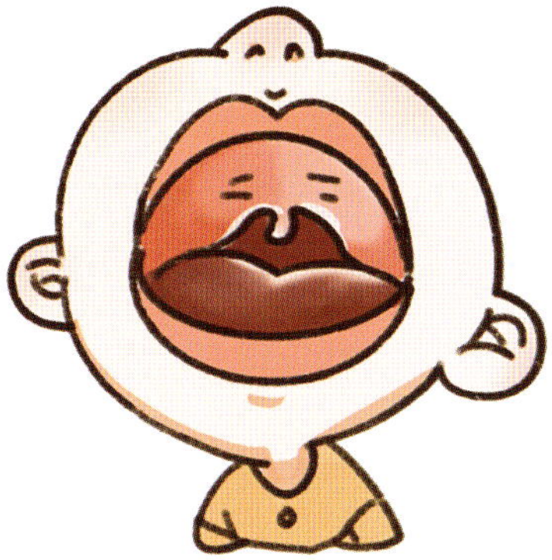

正常上牙床

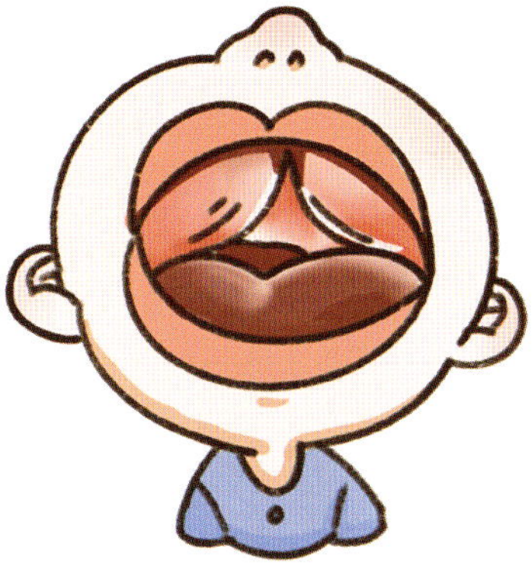

腭裂上牙床

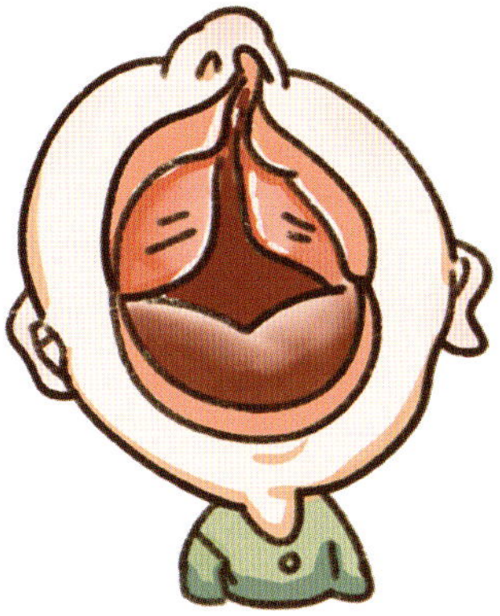

唇腭裂上牙床

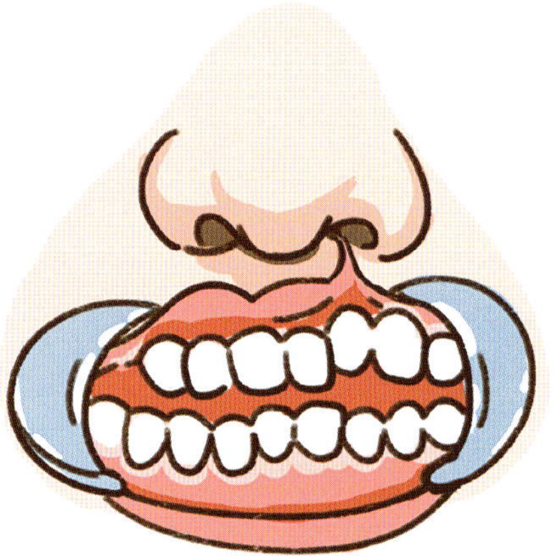

引发颌骨畸形表现为：上颌发育不足，骨性Ⅲ类。

主要原因：在患儿早期对腭裂实施硬腭修复术，可能会导致术后上颌骨发育不足。

唇腭裂继发畸形正颌手术时间和顺序：唇腭裂患儿常伴有错𬌗畸形，应在牙槽嵴裂修复前后进行正畸治疗，排齐牙列或同时扩展缩窄的上颌牙弓。待患儿发育停止后进行正颌手术治疗。

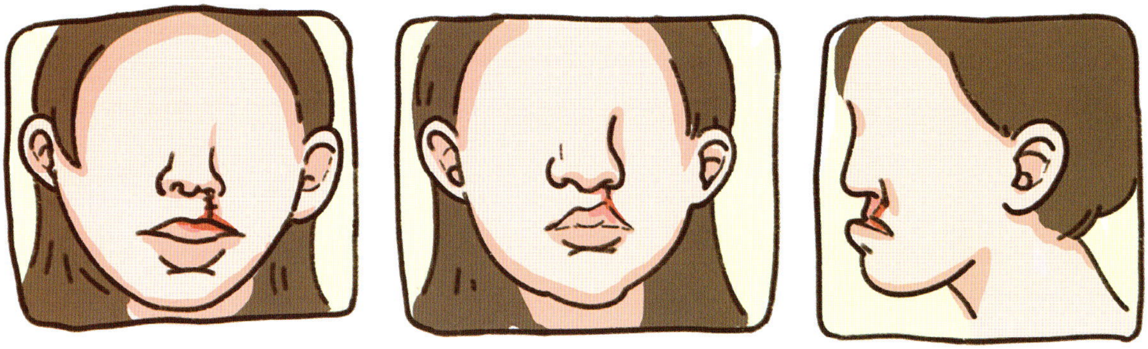

16

克鲁宗综合征及治疗原则

克鲁宗综合征

克鲁宗（Crouzon）综合征——遗传性家族性颅面骨发育不全。

该病以颅缝早闭和蛙形脸为特征，其脸型主要特点为突眼征和面中部后缩。

存在上颌骨发育不良，表现为眶底较浅、上牙弓较窄、双侧反𬌗。上颌牙槽骨骨量不足导致牙列排列过于拥挤。

治疗原则

主张早期手术（1 岁之内），将患儿心理和社会创伤降低到最低限度。

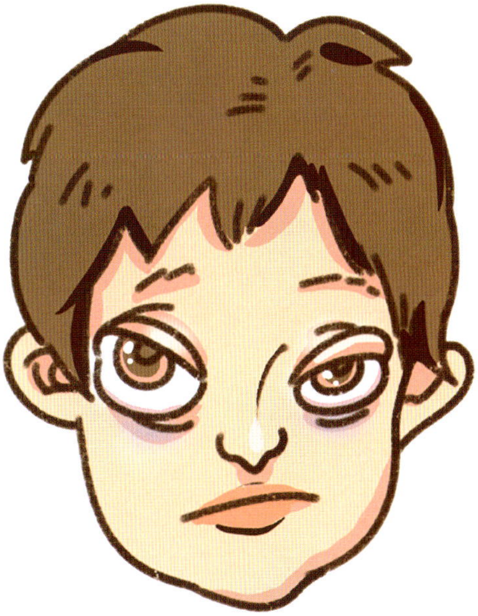

17

小儿眼 - 耳 - 脊椎综合征及治疗原则

小儿眼 - 耳 - 脊椎综合征

第一、第二鳃弓综合征也称半侧颜面短小畸形、Goldenhar综合征。

表现为面部不对称畸形、耳部畸形与面裂，病变多在单侧，个别累及双侧，涉及颅面骨骼、肌肉、软组织、面神经及外耳的发育不良。附耳是常见的耳部畸形，严重者可表现为外耳道闭锁甚至无耳畸形，牙齿发育趋于迟缓，有患侧第三磨牙及其他牙齿缺失的倾向。

治疗原则

应遵从一定的序列治疗顺序：自婴幼儿期开始，学龄前期、10 ~ 12 岁、16 ~ 18 岁青春期后，都需要进行相关干预措施。

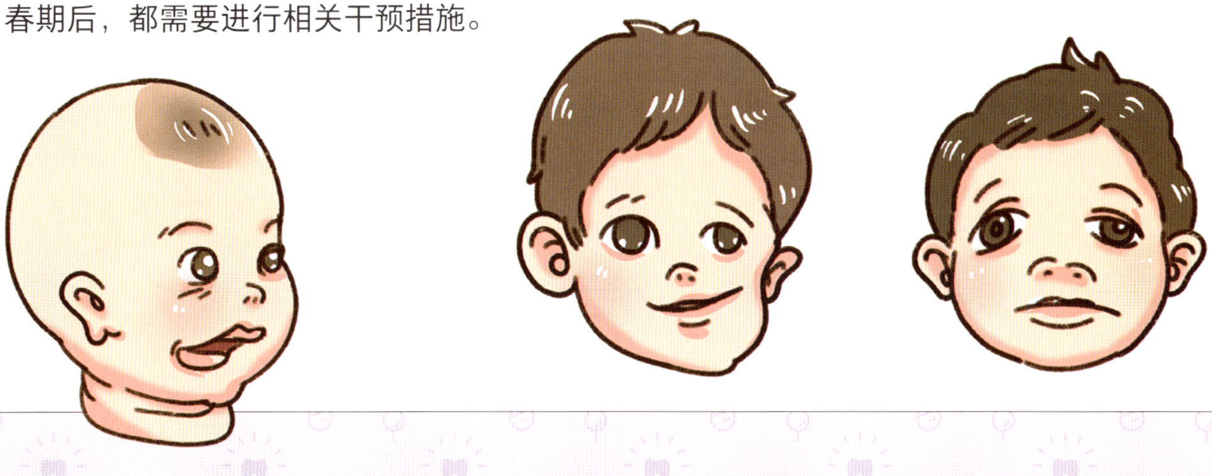